DEL CAOS MENTAL AL EQUILIBRIO

Libérese del pensamiento excesivo, domine tu hiperactividad y mejore tu concentración - La guía práctica para calmar la mente y para recuperar la serenidad

ELYSIA LUNE

RESUMEN

PRÓLOGO

Objetivo del libro

Bienvenido a este viaje de descubrimiento y superación personal. Este libro nació de la necesidad de proporcionar una guía práctica y accesible para adultos que viven con el Trastorno por Déficit de Atención e Hiperactividad o TDAH. Nuestro objetivo es ofrecer no sólo una comprensión en profundidad de lo que significa vivir con TDAH en la edad adulta, sino, lo que es más importante, proporcionar herramientas concretas, ejercicios prácticos y estrategias eficaces para gestionar mejor esta afección.

El TDAH no es sólo un trastorno infantil, sino una afección que puede persistir en la edad adulta y afectar a diversos aspectos de la vida cotidiana. Este libro pretende disipar mitos, aclarar realidades y, sobre todo, empoderar a quienes viven con TDAH.

A quién va dirigido

Este libro está dirigido principalmente a adultos que sospechan que tienen TDAH o que han sido diagnosticados recientemente. Es igualmente útil para personas que llevan algún tiempo viviendo con TDAH y buscan nuevas estrategias de afrontamiento. Las parejas, familiares y amigos de personas con TDAH encontrarán en estas páginas información valiosa para comprender mejor y ofrecer apoyo. Además, los profesionales que trabajan con adultos con TDAH podrán utilizar este libro como un recurso práctico para compartir con sus pacientes.

Tanto si se encuentra al principio de su viaje para comprender el TDAH como si busca formas de perfeccionar sus estrategias de afrontamiento, este libro ofrece información y técnicas adecuadas para diferentes niveles de experiencia y conocimiento.

Cómo utilizar este libro

Este libro está diseñado para ser una herramienta flexible y adaptable a sus necesidades. Puede elegir leerlo de principio a fin para obtener una comprensión completa y estructurada del TDAH en adultos, o usar la tabla de contenidos para navegar directamente a los capítulos o secciones más relevantes para sus necesidades actuales.

Le animamos a que no se limite a una lectura pasiva. Pruebe los ejercicios propuestos, rellene los cuestionarios de autoevaluación y ponga en práctica las estrategias sugeridas. Recuerde adaptar las técnicas y ejercicios a su estilo de vida y preferencias personales, ya que lo que funciona para una persona puede no funcionar para otra.

Para sacar el máximo provecho de este libro, considere la posibilidad de llevar un diario o cuaderno para anotar sus progresos, pensamientos y preguntas a medida que lee. Volver a estas notas periódicamente le ayudará a evaluar su progreso a lo largo del tiempo.

Si te sientes cómodo, comparte lo que estás aprendiendo con personas de confianza o en grupos de apoyo. El debate puede dar lugar a nuevos puntos de vista y perspectivas, lo que enriquecerá aún más tu experiencia de aprendizaje.

Recuerde que el camino hacia un mejor manejo del TDAH es un proceso continuo. Este libro está diseñado para ser un recurso al que pueda volver una y otra vez, descubriendo nuevas ideas y estrategias a medida que crece y cambia.

Esperamos que este libro se convierta en un compañero de confianza para usted en su viaje de crecimiento personal y de afrontamiento del TDAH. Que encuentre en estas páginas no sólo información, sino también esperanza, ánimo y herramientas prácticas para vivir una vida plena y satisfactoria.

Disfrute de la lectura y ¡buen viaje!

CAPÍTULO 1

Introducción al TDAH en adultos

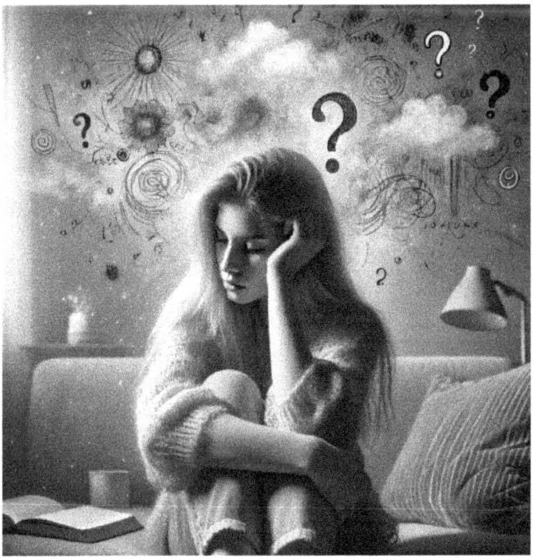

1.1 Qué es el TDAH

El trastorno por déficit de atención con hiperactividad, comúnmente conocido como TDAH, es una afección neurobiológica que afecta a la forma en que el cerebro gestiona la atención, el control de los impulsos y, en algunos casos, la actividad motora. Aunque suele asociarse a la infancia, el TDAH puede persistir en la edad adulta, manifestándose de formas distintas y a menudo más sutiles que las observadas en los niños.

El TDAH en adultos se caracteriza principalmente por dificultades en la regulación de la atención, la organización y la gestión del tiempo. Estas dificultades pueden influir significativamente en diversos aspectos de la vida cotidiana, desde las relaciones personales hasta la carrera profesional.

1.2 TDAH en la edad adulta: mitos y realidades

Existen numerosos mitos y conceptos erróneos sobre el TDAH en adultos que es importante disipar:

Mito: El TDAH es sólo una excusa para la pereza o la falta de fuerza de voluntad.
Realidad: El TDAH es una afección neurobiológica real, avalada por numerosos estudios científicos.

Mito: Los adultos con TDAH no pueden triunfar en la vida.
Realidad: Muchos adultos con TDAH tienen carreras exitosas y vidas satisfactorias, especialmente cuando aprenden a manejar sus síntomas de forma eficaz.

Mito: El TDAH desaparece siempre con la edad adulta.
Realidad: Aunque algunos niños "superan" el TDAH al crecer, muchos siguen experimentando síntomas en la edad adulta, aunque éstos pueden manifestarse de forma diferente.

Mito: El TDAH sólo afecta a los varones.

Realidad: El TDAH puede afectar tanto a hombres como a mujeres, aunque puede manifestarse de forma diferente según el sexo.

1.3 La importancia de la concienciación y la autogestión

Comprender y aceptar el TDAH es el primer paso fundamental hacia una gestión eficaz del trastorno. Ser consciente de los propios puntos fuertes y retos permite desarrollar estrategias personalizadas para afrontar las dificultades cotidianas.

La autogestión desempeña un papel crucial para vivir bien con TDAH. Esto incluye:

- Desarrollar rutinas y sistemas de organización personalizados;
- Aprender técnicas de gestión del tiempo y de las prioridades;
- Practicar la atención plena y otras estrategias para mejorar la concentración;
- Crear un entorno de apoyo, tanto en casa como en el trabajo;
- Mantener un estilo de vida saludable, haciendo hincapié en la dieta, el ejercicio y el sueño.

Es importante recordar que el TDAH, bien gestionado, no es necesariamente un obstáculo para el éxito y la felicidad. Muchas personas con TDAH son creativas, intuitivas y capaces de pensar “fuera de la caja”, cualidades que pueden resultar inestimables en muchos contextos.

Con la comprensión, el apoyo y las estrategias de afrontamiento adecuadas, los adultos con TDAH no sólo pueden hacer frente a los retos cotidianos, sino también utilizar sus puntos fuertes para vivir una vida plena y satisfactoria.

CAPÍTULO 2

Reconocer el TDAH en adultos

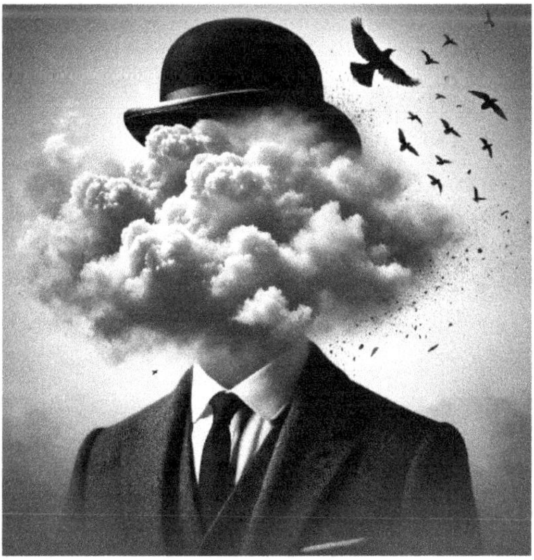

2.1 Principales síntomas

2.1.1 Falta de atención

La falta de atención es uno de los síntomas centrales del TDAH en adultos y se manifiesta de formas que pueden afectar significativamente a la vida diaria. En los adultos con TDAH, la falta de atención no es simplemente una cuestión de distracción ocasional, sino un patrón persistente que afecta a múltiples aspectos de sus vidas. Este síntoma se presenta como una dificultad crónica para mantener la concentración, especialmente en tareas que requieren una atención prolongada o que se perciben como poco estimulantes o repetitivas.

A un adulto con TDAH puede resultarle extremadamente difícil seguir conversaciones detalladas, tanto en contextos sociales como profesionales. Durante las reuniones de negocios, por ejemplo, pueden perderse partes importantes de la discusión, esforzándose por seguir el hilo del discurso o recordar información clave. Esta dificultad no se debe a una falta de inteligencia o interés, sino más bien a una incapacidad del cerebro para filtrar eficazmente los estímulos irrelevantes y mantener la atención concentrada durante periodos prolongados.

La falta de atención también se manifiesta en la dificultad para completar proyectos o tareas, especialmente aquellos que requieren una planificación a largo plazo o una serie de pasos. Un adulto con TDAH puede iniciar con entusiasmo numerosos proyectos, pero tener dificultades para completarlos, pasando de una tarea a otra sin terminar ninguna. Esto puede conducir a un sentimiento de frustración e inadecuación, afectando negativamente a la autoestima y a la percepción de las propias capacidades.

Otro aspecto significativo de la falta de atención es la tendencia a olvidar citas, plazos o compromisos importantes. Los adultos con TDAH pueden parecer crónicamente desorganizados, perdiendo con frecuencia objetos esenciales como llaves, carteras o documentos importantes. Esta "distracción" no es intencionada, sino el resultado de un cerebro que lucha por priorizar la información y mantener activa la información relevante en la memoria de trabajo.

La falta de atención también puede manifestarse como una dificultad para prestar atención a los detalles, lo que provoca errores de distracción en el trabajo o en las actividades cotidianas. Un adulto con TDAH puede, por ejemplo, enviar un correo electrónico importante sin adjuntar el documento mencionado, o cometer errores en tareas que requieren precisión y atención a los detalles. Esta tendencia puede ser especialmente problemática en el trabajo, donde la precisión suele ser crucial.

Por último, muchos adultos con TDAH describen una sensación constante de "estar en las nubes". Les puede resultar difícil permanecer mentalmente presentes en el momento, con la mente divagando constantemente hacia pensamientos no relacionados o preocupaciones futuras. Esta característica puede afectar negativamente a las relaciones personales y profesionales, dando la impresión de desinterés o falta de atención hacia los demás, cuando en realidad se trata de una dificultad neurológica para controlar el flujo de pensamientos y mantener la concentración.

2.1.2 Hiperactividad

La hiperactividad en los adultos con TDAH se manifiesta de forma significativamente diferente que en los niños. Mientras que en los niños más pequeños la hiperactividad puede ser evidente a través de comportamientos como correr constantemente o subirse a los muebles, en los adultos esta característica adopta formas más sutiles e interiorizadas. Esta evolución de los síntomas puede hacer que la hiperactividad sea menos obvia para los observadores externos, pero no menos impactante para el individuo que la experimenta.

Una de las manifestaciones más comunes de la hiperactividad en adultos con TDAH es una sensación persistente de inquietud interna. Esto puede describirse como una especie de agitación mental o física de la que no es fácil escapar. Los adultos con TDAH pueden sentirse constantemente "a punto de explotar" o incapaces de relajarse por completo, incluso en situaciones que deberían ser tranquilas o relajantes. Esta inquietud interna puede dificultar el disfrute de momentos de calma o la participación en actividades que requieran tranquilidad y quietud prolongada.

Otra manifestación común de la hiperactividad en adultos es la dificultad para permanecer sentado durante períodos prolongados. Esto puede crear desafíos significativos en contextos laborales o sociales que requieren mantener una posición estática durante un tiempo prolongado. Por ejemplo, durante largas reuniones de negocios o eventos sociales formales, un adulto con TDAH puede sentir una necesidad urgente de levantarse, moverse o cambiar de posición con frecuencia. Esta inquietud física puede malinterpretarse como aburrimiento o falta de respeto, cuando en realidad se trata de un síntoma neurológico que el individuo lucha por controlar.

La hiperactividad en los adultos con TDAH también suele manifestarse a través de una verbalización excesiva. Muchos adultos con esta afección notan una tendencia a hablar más de lo necesario, a interrumpir a los demás o a terminar sus frases. Este flujo verbal constante puede verse como una forma de exteriorizar la energía interna acumulada. En contextos sociales o profesionales, esta característica puede provocar dificultades en las interacciones, con otras personas que pueden percibir al individuo como intrusivo o incapaz de escuchar.

Muchos adultos con TDAH describen una sensación constante de estar "impulsados por un motor interno". Esta metáfora capta con eficacia la experiencia de tener un nivel de energía mental y física que parece estar siempre al máximo, sin capacidad para "apagarlo" o ralentizarlo a voluntad. Esta sensación puede llevar a un enfoque frenético de las actividades diarias, con tendencia a pasar rápidamente de una tarea a otra o a buscar constantemente nuevos estímulos y retos.

La hiperactividad en adultos también puede manifestarse a través de una preferencia por trabajos o actividades que permitan el movimiento y la variedad. Muchos adultos con TDAH se sienten atraídos por ocupaciones que requieren movimiento frecuente, interacción con diferentes personas o manejo de múltiples tareas simultáneamente. Esta tendencia puede verse como una adaptación positiva, que permite al individuo canalizar su energía de forma productiva.

Por último, es importante señalar que la hiperactividad en los adultos con TDAH puede fluctuar en intensidad dependiendo de la situación y del nivel de estrés. En momentos de especial presión o excitación, los síntomas pueden intensificarse, dificultando aún más al individuo la gestión de su energía y comportamiento. Esta variabilidad puede contribuir a la confusión y la incomprensión por parte de quienes rodean a la persona con TDAH, por lo que es crucial una mayor concienciación y comprensión de cómo se manifiesta este síntoma en la edad adulta.

2.1.3 Impulsividad

La impulsividad es un síntoma clave del TDAH en adultos que puede tener un impacto significativo en varios aspectos de la vida diaria. Este rasgo se manifiesta como una tendencia a actuar con rapidez sin considerar adecuadamente las consecuencias de las propias acciones. En los adultos con

TDAH, la impulsividad no es simplemente una cuestión de falta de autocontrol, sino más bien el resultado de diferencias neurobiológicas que influyen en los procesos de toma de decisiones y en el control de los impulsos.

Una de las manifestaciones más comunes de la impulsividad en adultos con TDAH es la tendencia a tomar decisiones precipitadas. Esto puede ocurrir en varios contextos, desde decisiones financieras importantes hasta elecciones cotidianas aparentemente triviales. Un adulto con TDA/H podría, por ejemplo, hacer compras significativas sin una planificación financiera adecuada, o aceptar compromisos sin considerar cuidadosamente las implicaciones a largo plazo. Esta propensión a actuar con rapidez puede provocar consecuencias imprevistas y sentimientos de arrepentimiento o frustración una vez que las implicaciones de las decisiones se hacen evidentes.

En el contexto social, la impulsividad suele manifestarse a través de frecuentes interrupciones durante las conversaciones. A los adultos con TDAH puede resultarles extremadamente difícil esperar su turno para hablar, interrumpiendo a los demás con pensamientos o comentarios que parecen urgentes en el momento. Esta tendencia no se debe a una falta de respeto o consideración hacia los demás, sino más bien a una dificultad para contener los pensamientos y las palabras que surgen espontáneamente. Esto puede crear tensiones en las relaciones personales y profesionales, con otras personas que pueden percibir al individuo como egocéntrico o indiferente a la dinámica social.

La impulsividad en adultos con TDA/H también puede manifestarse como una dificultad general para esperar su turno. Esto puede ser particularmente evidente en situaciones que requieren paciencia, como hacer cola, esperar en una sala de espera o asistir a reuniones estructuradas. La incapacidad para manejar la espera puede llevar a un comportamiento que otros pueden interpretar como impaciente o irrespetuoso, como agitación visible, intento de "saltarse la cola" o abandono prematuro de situaciones que requieren espera.

Un aspecto especialmente preocupante de la impulsividad en el TDAH adulto es la propensión a adoptar conductas de riesgo. Esto puede incluir la conducción temeraria, el juego excesivo, el abuso de sustancias o la asunción irreflexiva de riesgos financieros. Los adultos con TDAH pueden tener dificultades para resistir el impulso de buscar sensaciones fuertes o recompensas inmediatas, incluso cuando son conscientes de los peligros potenciales. Esta tendencia puede poner en peligro no sólo la seguridad personal, sino también la estabilidad económica y las relaciones interpersonales.

La impulsividad también puede manifestarse a través de cambios repentinos y drásticos en la vida profesional o personal. Un adulto con TDAH puede, por ejemplo, dejar repentinamente un trabajo sin tener un plan alternativo, o poner fin a una relación duradera tras un pequeño conflicto. Estos cambios repentinos suelen ser el resultado de decisiones tomadas en caliente, sin reflexionar adecuadamente sobre las consecuencias a largo plazo. Tales acciones pueden provocar inestabilidad en la carrera profesional y en las relaciones personales, creando estrés y dificultades adicionales.

Por último, es importante señalar que la impulsividad en el TDAH adulto también puede tener aspectos positivos. En algunos contextos, la capacidad de tomar decisiones rápidas y actuar sin vacilar excesivamente puede ser una ventaja, especialmente en situaciones que requieren reacciones inmediatas o pensamiento creativo. Muchos adultos con TDAH logran canalizar su impulsividad de maneras productivas, volviéndose eficaces en roles que requieren pensamiento rápido y acción decisiva.

Comprender y manejar la impulsividad es un aspecto crucial del tratamiento del TDAH en adultos. Con la ayuda de estrategias adecuadas y, en algunos casos, apoyo profesional, los adultos con TDAH pueden aprender a reconocer y moderar sus impulsos, mejorando significativamente la calidad de su vida personal y profesional.

2.2 Manifestaciones comunes en la vida cotidiana

2.2.1 En el trabajo

El TDAH puede tener un impacto significativo en la vida laboral de los adultos, manifestándose de diversas formas que pueden afectar al rendimiento y a la satisfacción en el trabajo. Uno de los retos más comunes es la dificultad para cumplir los plazos. Los adultos con TDAH pueden encontrar especialmente difícil gestionar el tiempo de forma eficaz, subestimando a menudo el tiempo necesario para completar una tarea. Esta tendencia puede provocar frecuentes retrasos en la entrega de proyectos, creando tensiones con compañeros y superiores.

Los problemas de organización son otra manifestación común del TDAH en el lugar de trabajo. Los adultos con este trastorno pueden tener dificultades para mantener un área de trabajo ordenada, hacer un seguimiento de los documentos importantes o seguir los sistemas de archivo. Esta desorganización puede ralentizar considerablemente el flujo de trabajo y aumentar el riesgo de errores u omisiones importantes.

La procrastinación es otro aspecto problemático del TDAH en el trabajo. A los adultos con TDAH puede resultarles extremadamente difícil empezar tareas que perciben como aburridas o poco estimulantes, posponiéndolas repetidamente hasta el último momento. Este comportamiento puede provocar una acumulación de trabajo y aumentar el estrés cuando se acercan las fechas límite.

Por otro lado, muchas personas con TDAH muestran una notable capacidad para sobresalir en situaciones de crisis o proyectos a corto plazo. La urgencia y la adrenalina asociadas a estas situaciones pueden ayudar a centrar la atención y estimular la creatividad. Sin embargo, esta tendencia a "brillar bajo presión" puede reforzar comportamientos de procrastinación potencialmente perjudiciales a largo plazo.

Las tareas rutinarias o los proyectos a largo plazo suelen suponer un reto especial para los adultos con TDAH. La naturaleza repetitiva de las tareas rutinarias puede conducir rápidamente al aburrimiento y la distracción, mientras que los proyectos a largo plazo requieren una planificación y una constancia que pueden ser difíciles de mantener para las personas con TDAH.

Por último, las interrupciones frecuentes y la dificultad para filtrar las distracciones en el entorno laboral pueden mermar considerablemente la productividad. A los adultos con TDAH les puede resultar especialmente difícil trabajar en oficinas diáfanas o en entornos con muchos estímulos visuales y auditivos.

2.2.2 En las relaciones personales

El TDAH puede tener un profundo impacto en las relaciones personales, afectando a la comunicación, la gestión de las responsabilidades compartidas y la estabilidad emocional. Una de las manifestaciones más comunes es la dificultad para escuchar activamente. Los adultos con TDAH pueden parecer distraídos o desinteresados durante las conversaciones, esforzándose por mantener la atención en lo que dice su pareja o sus amigos. Esto puede dar lugar a malentendidos, sentimientos de no ser valorados o escuchados y conflictos recurrentes.

Gestionar las responsabilidades domésticas puede resultar especialmente problemático. Los adultos con TDAH pueden olvidarse fácilmente de realizar tareas importantes, como pagar las facturas, hacer la compra u ocuparse de las tareas domésticas. Esta aparente negligencia puede crear frustración en la pareja o los familiares, que pueden interpretarla como falta de compromiso o consideración.

Mantener los compromisos puede ser otra área de dificultad. Las personas con TDAH pueden olvidar citas, llegar tarde constantemente o cancelar planes en el último momento. Este comportamiento puede acabar con la paciencia de sus seres queridos y dañar la confianza en las relaciones.

Los cambios de humor y las reacciones emocionales intensas son otro aspecto del TDAH que puede afectar significativamente a las relaciones. Los adultos con TDAH pueden experimentar rápidos cambios de humor o reaccionar de forma desproporcionada ante situaciones estresantes o frustrantes. Estas fluctuaciones emocionales pueden ser difíciles de manejar para la pareja y pueden conducir a un ambiente inestable en la relación.

La impulsividad característica del TDAH también puede manifestarse en las relaciones a través de decisiones precipitadas o comentarios inapropiados. Esto puede provocar frecuentes conflictos o situaciones embarazosas en contextos sociales.

Sin embargo, es importante señalar que muchos adultos con TDAH también son capaces de una gran empatía, creatividad y entusiasmo en sus relaciones. Estas cualidades positivas, si se reconocen y cultivan, pueden contribuir a unas relaciones profundas y gratificantes.

2.2.3 En la gestión de las finanzas

La gestión financiera suele ser un reto importante para los adultos con TDAH. Una de las dificultades más comunes es llevar la cuenta de los gastos diarios. La tendencia a la distracción y la falta de atención a los detalles pueden llevar a no ser consciente de cuánto se gasta realmente, lo que da lugar a presupuestos desequilibrados y a posibles problemas financieros.

Pagar las facturas a tiempo es otra área problemática. Los adultos con TDAH pueden olvidar fácilmente las fechas límite o posponer el pago hasta el último momento, arriesgándose a retrasos y sanciones. Esto puede conducir a una acumulación de deudas y a un empeoramiento de la puntuación crediticia con el tiempo.

Ahorrar para objetivos a largo plazo puede resultar especialmente difícil. La dificultad para planificar y mantener una visión a largo plazo, característica del TDAH, puede dificultar la reserva regular de dinero para objetivos futuros como la compra de una casa, la jubilación o la educación de los hijos.

Las compras impulsivas son otra manifestación común del TDAH en la gestión financiera. La tendencia a la impulsividad puede llevar a gastos no planificados e innecesarios, a menudo en artículos o experiencias que ofrecen una gratificación instantánea. Este comportamiento puede erosionar rápidamente los ahorros y crear estrés financiero.

La elaboración de presupuestos y la planificación financiera pueden resultar especialmente difíciles. Crear y mantener un presupuesto requiere atención al detalle, coherencia y planificación a largo plazo, todas ellas áreas en las que los adultos con TDAH pueden tener dificultades.

Además, la tendencia a buscar estímulos nuevos y excitantes puede llevar a algunos adultos con TDAH a adoptar conductas financieras de riesgo, como el juego o las inversiones especulativas, sin considerar adecuadamente las posibles consecuencias.

Sin embargo, con las estrategias y el apoyo adecuados, muchos adultos con TDAH consiguen desarrollar una gestión financiera eficaz. Utilizar herramientas tecnológicas para controlar los gastos, establecer pagos automáticos de facturas y trabajar con un asesor financiero puede ser especialmente útil para superar estos retos.

2.3 Diferencias de género en el TDAH del adulto

El TDAH en adultos puede manifestarse de forma significativamente diferente entre hombres y mujeres, lo que afecta no sólo a la presentación de los síntomas, sino también a la vía diagnóstica y al tratamiento. Estas diferencias de género son cruciales para una comprensión global del trastorno y para garantizar un enfoque personalizado en el tratamiento del TDAH.

En las mujeres adultas, el TDAH tiende a manifestarse principalmente a través de síntomas de falta de atención. Esto puede incluir dificultad para mantener la concentración en tareas prolongadas, problemas de organización, tendencia a olvidar citas o plazos importantes y una sensación general de estar abrumada por las responsabilidades diarias. Las mujeres con TDAH suelen describir una sensación de "caos interno" o de lucha constante por tenerlo todo bajo control.

La menor prevalencia de síntomas externos de hiperactividad en las mujeres con TDAH puede hacer que el trastorno sea menos evidente a ojos externos. En lugar de manifestarse como inquietud física o comportamiento perturbador, la hiperactividad en las mujeres puede adoptar formas más interiorizadas, como un flujo constante de pensamientos, ansiedad o agitación interna. Esta presentación más sutil puede llevar a subestimar o retrasar el diagnóstico del TDAH en mujeres adultas.

Las mujeres con TDAH suelen tener más problemas de autoestima y ansiedad que los hombres con el mismo trastorno. Esto puede ser el resultado de años de dificultades no reconocidas o incomprendidas, que pueden conducir a sentimientos de inadecuación o fracaso. La ansiedad en las mujeres con TDAH puede manifestarse como preocupación excesiva, perfeccionismo o intentos de compensar las dificultades percibidas mediante un control o una planificación excesivos.

Además, las mujeres con TDAH pueden experimentar fluctuaciones más pronunciadas de los síntomas en relación con los cambios hormonales, como durante el ciclo menstrual, el embarazo o la menopausia. Estos cambios hormonales pueden exacerbar los síntomas del TDAH, haciendo aún más complejo el tratamiento del trastorno.

Por otro lado, los hombres adultos con TDAH tienden a mostrar una presentación más "clásica" del trastorno, con síntomas más evidentes de hiperactividad e impulsividad. Esto puede incluir dificultad para permanecer sentado durante largos periodos, tendencia a interrumpir a los demás durante las conversaciones, comportamiento arriesgado o impulsivo y una sensación general de inquietud física.

La impulsividad en los hombres con TDAH puede manifestarse a través de decisiones profesionales o personales precipitadas, dificultad para controlar la ira o conductas de riesgo como la conducción temeraria o el abuso de sustancias. Estos comportamientos pueden acarrear consecuencias más inmediatas y visibles, lo que hace que el TDAH en hombres sea más fácilmente reconocible en muchos casos.

Los hombres con TDAH también pueden experimentar dificultades de organización y planificación, pero éstas pueden ser menos acentuadas que los síntomas más evidentes de hiperactividad e impulsividad. Sin embargo, estas dificultades pueden tener un impacto significativo en la vida profesional y personal.

Es importante señalar que estas diferencias de género no son absolutas y que existe una importante variabilidad individual en la presentación del TDAH. Algunos hombres pueden presentar síntomas más típicamente asociados a las mujeres y viceversa. Además, las expectativas sociales y culturales relacionadas con el género pueden influir en cómo se perciben e interpretan los síntomas del TDAH, tanto por los propios individuos como por los demás.

El conocimiento de estas diferencias de género en el TDAH adulto es crucial para mejorar la precisión diagnóstica y la eficacia del tratamiento. Los profesionales sanitarios deben ser sensibles a estas diferencias para evitar diagnósticos erróneos u omitidos, especialmente en las mujeres, que históricamente han estado infrarrepresentadas en la investigación del TDAH y pueden recibir diagnósticos tardíos o incorrectos.

Por último, es crucial considerar cómo estas diferencias de género pueden influir en el impacto del TDAH en la vida diaria, las relaciones y la carrera profesional. Un enfoque personalizado del tratamiento y la gestión del TDAH que tenga en cuenta estas diferencias de género puede conducir a mejores resultados y a una mayor calidad de vida para todos los adultos que viven con este trastorno.

2.4 Cuándo consultar a un profesional

Es importante plantearse una evaluación profesional si los síntomas del TDAH interfieren significativamente en la vida cotidiana. Entre los signos que podrían indicar la necesidad de consulta se incluyen:

- Dificultades persistentes para completar tareas en el trabajo o en casa;
- Problemas crónicos de organización y gestión del tiempo;
- Dificultades en las relaciones debido a falta de atención o impulsividad;
- Sensación constante de agobio o retraso;
- Antecedentes de dificultades académicas o laborales a pesar de una capacidad intelectual adecuada.

Recuerda que sólo un profesional cualificado puede diagnosticar el TDAH. Si sospechas que tienes TDAH, el primer paso es hablar con un médico o psicólogo con experiencia en esta enfermedad. Un diagnóstico preciso es esencial para recibir el apoyo y el tratamiento adecuados.

CAPÍTULO 3

Evaluación y diagnóstico

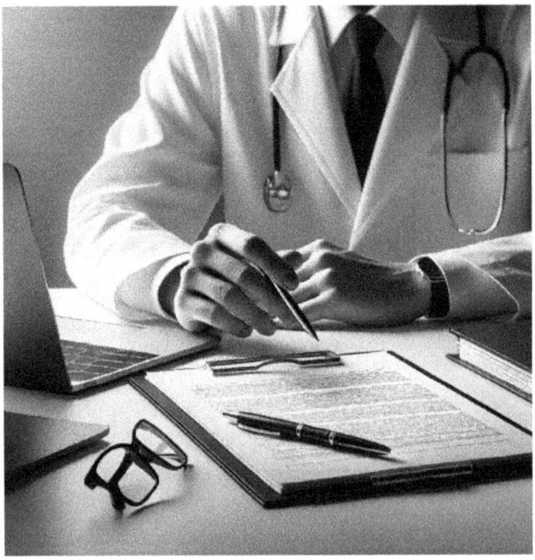

3.1 El proceso de diagnóstico

El proceso de diagnóstico del TDAH en adultos es un camino complejo y polifacético que requiere una evaluación exhaustiva por parte de profesionales cualificados. Este proceso suele comenzar con una evaluación clínica exhaustiva, que incluye un historial detallado del paciente. Durante esta fase, el clínico explora la historia de los síntomas del paciente, tratando de comprender cómo se han manifestado a lo largo de la vida, desde la infancia hasta la edad adulta.

Un aspecto crucial de esta evaluación es el examen de cómo los síntomas del TDAH han afectado diversas áreas de la vida del paciente, incluyendo la educación, el trabajo, las relaciones personales y el manejo de las actividades diarias. El clínico intentará identificar patrones conductuales consistentes con el TDAH, prestando especial atención a cómo estos síntomas pueden haber causado dificultades significativas o deterioro funcional.

Además de la anamnesis, el proceso de diagnóstico puede incluir el uso de cuestionarios estandarizados y escalas de valoración específicas para el TDAH. Estas herramientas ayudan a cuantificar la gravedad de los síntomas y a compararlos con los criterios diagnósticos establecidos. Es habitual que el clínico también solicite información a fuentes externas, como parejas, familiares o colegas, para obtener una perspectiva más completa del funcionamiento del paciente en diferentes contextos.

En muchos casos, el proceso de diagnóstico puede incluir también una evaluación neuropsicológica. Esto puede incluir pruebas cognitivas que evalúen la atención, la memoria de trabajo, las funciones ejecutivas y otras áreas cognitivas a menudo afectadas por el TDAH. Estas pruebas pueden proporcionar información valiosa sobre las áreas específicas de fortaleza y debilidad del paciente.

Es importante destacar que el proceso de diagnóstico del TDAH en adultos también requiere una cuidadosa evaluación diferencial. Muchos otros trastornos mentales o afecciones médicas pueden presentar síntomas similares al TDAH, y parte del proceso diagnóstico consiste en excluir o identificar estas posibles afecciones coexistentes o alternativas.

3.2 Herramientas de autoevaluación

Las herramientas de autoevaluación desempeñan un papel importante en el proceso de reconocimiento y diagnóstico del TDAH en adultos. Estas herramientas, generalmente en forma de cuestionarios o listas de comprobación, permiten a los individuos evaluar sus síntomas y comportamientos de forma estructurada. Aunque no son suficientes para un diagnóstico formal, estos instrumentos pueden ser extremadamente útiles como primer paso en el proceso de reconocimiento del TDAH.

Una de las herramientas de autoevaluación más utilizadas es la Escala de Autoinforme de TDAH en Adultos (ASRS, por sus siglas en inglés), desarrollada en colaboración con la Organización Mundial de la Salud. Este cuestionario ayuda a los adultos a identificar los síntomas del TDAH de forma coherente con los criterios diagnósticos actuales. Otros instrumentos populares son la "Wender Utah Rating Scale" o "WURS", que ayuda a evaluar los síntomas del TDAH en la infancia, y la "Brown Attention-Deficit Disorder Scale" para adultos.

Estas herramientas de autoevaluación suelen abarcar una amplia gama de síntomas y comportamientos asociados al TDAH, como problemas de atención, hiperactividad, impulsividad, desorganización y dificultades para gestionar el tiempo. Las preguntas suelen estar formuladas para reflejar situaciones de la vida real, lo que facilita que las personas reconozcan sus propios patrones de comportamiento.

Es importante señalar que, aunque estas herramientas pueden ser muy útiles para concienciar y proporcionar un punto de partida para la discusión con un profesional, también tienen limitaciones. La subjetividad de las respuestas, la posibilidad de malinterpretar las preguntas y la tendencia a sobrevalorar o infravalorar los propios síntomas son factores que pueden influir en la exactitud de los resultados.

3.3 La importancia de un diagnóstico profesional

A pesar de la utilidad de las herramientas de autoevaluación, un diagnóstico profesional sigue siendo esencial para el TDAH en adultos. Una evaluación exhaustiva realizada por un profesional cualificado, como un psiquiatra o un psicólogo clínico con experiencia en el TDAH en adultos, es esencial por varias razones.

En primer lugar, un profesional puede proporcionar una evaluación objetiva y exhaustiva que va más allá de la autopercepción del paciente. Mediante el uso de herramientas de diagnóstico estandarizadas, la observación clínica y el análisis del historial del paciente, un profesional puede identificar patrones y síntomas que pueden no ser evidentes para el propio individuo.

En segundo lugar, un diagnóstico profesional es crucial para excluir o identificar otras afecciones que podrían imitar al TDAH o coexistir con él. Muchos trastornos, como la depresión, la ansiedad, los trastornos del estado de ánimo o ciertas afecciones médicas, pueden presentar síntomas similares a los del TDAH. Un clínico experimentado puede hacer un diagnóstico diferencial preciso, que es esencial para un tratamiento adecuado.

Además, a menudo se requiere un diagnóstico profesional para acceder a un tratamiento especializado o a adaptaciones en el empleo o la educación. En muchos sistemas sanitarios y educativos se requiere un diagnóstico formal para recibir apoyo o ajustes especializados.

Una evaluación profesional también puede proporcionar una comprensión más profunda de los retos y puntos fuertes específicos del individuo. Esto puede ayudar a desarrollar un plan de tratamiento personalizado que vaya más allá de la simple gestión de los síntomas, con el objetivo de mejorar la calidad de vida general del paciente.

Por último, recibir un diagnóstico profesional puede ser un momento decisivo para muchos adultos con TDAH. Puede ofrecer una explicación a dificultades de larga duración, aliviar sentimientos de inadecuación o fracaso, y allanar el camino para una mejor autocomprensión y estrategias de afrontamiento más eficaces.

En conclusión, aunque las herramientas de autoevaluación pueden ser un punto de partida útil, el diagnóstico profesional del TDAH en adultos sigue siendo un paso crucial para una comprensión precisa, un tratamiento eficaz y una mejora general de la calidad de vida.

CAPÍTULO 4

Estrategias de gestión diaria

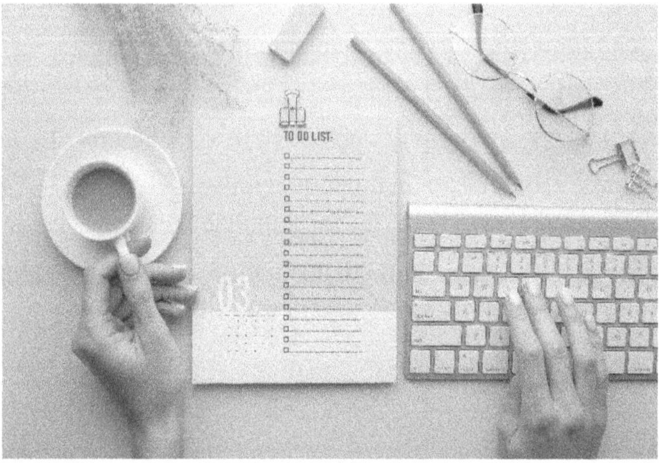

4.1 Organización y planificación

La organización y la planificación suelen ser retos importantes para los adultos con TDAH. Sin embargo, con las estrategias adecuadas, es posible mejorar considerablemente estas habilidades y gestionar la vida diaria con mayor eficacia.

4.1.1 Técnicas de gestión del tiempo

La gestión del tiempo es crucial para los adultos con TDAH. Una técnica eficaz es el método "Pomodoro", que consiste en trabajar en intervalos de 25 minutos que se llaman “tomates”, seguidos de breves descansos. Este método ayuda a mantener la concentración y evita la sobrecarga mental.

Otra estrategia útil es dividir las tareas más grandes en pasos más pequeños y manejables. Este enfoque reduce la sensación de agobio y facilita el inicio y la finalización de los proyectos.

También es crucial establecer prioridades. Utilizar una matriz de Eisenhower, que clasifica las tareas según su urgencia e importancia, puede ayudar a centrarse en lo verdaderamente esencial.

Por último, establecer rutinas diarias puede ser muy beneficioso. Crear una estructura predecible para las actividades diarias puede reducir el estrés en la toma de decisiones y ayudar a mantener la concentración.

4.1.2 Sistemas de organización personal

Para los adultos con TDAH, es esencial disponer de un sistema de organización personal. Un enfoque eficaz es el método GTD o “Getting Things Done” de David Allen, que se basa en el principio de externalizar todas las actividades y proyectos en un sistema fiable fuera de la mente.

El uso de listas es otra herramienta poderosa. Mantener listas separadas para las distintas áreas de la vida como el trabajo, la casa y los proyectos personales, puede ayudar a tenerlo todo controlado sin sentirse abrumado.

La organización del espacio físico es igualmente importante. Crear "estaciones" dedicadas a distintas actividades, como una zona específica para pagar las facturas o un rincón para leer, puede ayudar a mantener la concentración y reducir las distracciones.

El uso de recordatorios visuales, como notas post-it o pizarras, puede ser muy útil para los adultos con TDAH. Colocar estos recordatorios en lugares estratégicos ayuda a recordar tareas y plazos importantes.

4.1.3 Uso eficaz de agendas y calendarios

Las agendas y los calendarios son herramientas esenciales para los adultos con TDAH, pero deben utilizarse de forma eficaz. La clave está en elegir un sistema que se adapte a tu estilo de vida y a tus preferencias.

Para muchos, una agenda digital puede ser más eficaz que una de papel. Las aplicaciones para smartphones ofrecen ventajas como las notificaciones, la sincronización entre dispositivos y la posibilidad de establecer recordatorios periódicos.

Es importante incluir en el calendario no sólo citas y plazos, sino también bloques de tiempo para actividades específicas. Esto ayuda a visualizar mejor cómo se utiliza el tiempo y evita sobrecargar la agenda.

La técnica del "bloqueo del tiempo" puede resultar especialmente útil. Consiste en asignar bloques específicos de tiempo a determinadas actividades, incluidas las pausas y las transiciones entre tareas.

Otro método eficaz es utilizar códigos de colores en el calendario. Asignar diferentes colores a las distintas categorías de actividades como el trabajo, la familia, el tiempo personal, puede ayudar a visualizar rápidamente el equilibrio entre los distintos ámbitos de la vida.

Por último, es fundamental revisar la agenda con regularidad. Dedicar tiempo cada noche a repasar las tareas del día siguiente y cada semana a planificar la semana siguiente puede ayudar a mantener el control y reducir la ansiedad.

Poner en práctica estas estrategias de organización y planificación requiere práctica y paciencia. Es importante recordar que no existe un enfoque único y que puede ser necesario experimentar con diferentes técnicas para encontrar lo que mejor funciona para cada individuo. Con tiempo y perseverancia, muchos adultos con TDAH consiguen desarrollar sistemas eficaces que mejoran significativamente su capacidad para gestionar el tiempo y las responsabilidades diarias.

4.2 Gestión medioambiental

La gestión del entorno es un aspecto crucial para los adultos con TDAH. Un entorno bien organizado y con pocas distracciones puede marcar una diferencia significativa en la capacidad de concentración y productividad.

4.2.1 Crear un espacio de trabajo óptimo

Crear un espacio de trabajo óptimo es crucial para maximizar la productividad y minimizar las distracciones. En el caso de los adultos con TDAH, este espacio debe diseñarse teniendo en cuenta sus necesidades específicas.

En primer lugar, la ubicación del espacio de trabajo es crucial. Lo ideal es que esté en una zona tranquila, lejos de fuentes de ruido y movimiento. Si es posible, tener una habitación dedicada como oficina puede ser muy ventajoso. Si esto no es factible, incluso un rincón tranquilo de la casa puede funcionar bien si se organiza adecuadamente.

La iluminación desempeña un papel importante. Lo ideal es una buena iluminación natural, pero en su ausencia, es esencial una luz artificial adecuada y agradable a la vista. A algunas personas con TDAH les resulta útil utilizar lámparas de espectro completo, que simulan la luz natural.

La organización del escritorio es crucial. Un enfoque minimalista, con sólo las herramientas esenciales a mano, puede ayudar a reducir las distracciones visuales. Utilizar organizadores de escritorio, porta documentos y cajoneras puede ayudar a mantener todo ordenado y fácilmente accesible.

La elección de la silla es otro aspecto importante. Una silla ergonómica que favorezca una buena postura puede ayudar a mantener la comodidad y la concentración durante largas sesiones de trabajo.

Por último, considere el uso de estímulos visuales positivos, como plantas de interior u obras de arte inspiradoras, que pueden mejorar el estado de ánimo y la concentración sin distraer.

4.2.2 Reducir las distracciones en casa

Reducir las distracciones en el entorno del hogar es un desafío importante pero esencial para los adultos con TDAH. Este proceso requiere una evaluación crítica del entorno y la aplicación de estrategias específicas.

Una de las primeras medidas a tomar es identificar y eliminar las principales fuentes de distracción. Esto podría incluir eliminar o limitar el acceso a dispositivos electrónicos no esenciales durante el tiempo de trabajo o estudio. Por ejemplo, mantener el smartphone en otra habitación o utilizar aplicaciones que bloqueen el acceso a las redes sociales puede ser muy eficaz.

El ruido de fondo puede ser una fuente importante de distracción. El uso de auriculares con cancelación de ruido o de ruido blanco de fondo puede ayudar a crear un entorno sonoro más controlado y menos molesto.

Otro paso importante es organizar las zonas comunes de la casa para reducir al mínimo el desorden visual. Designar lugares para objetos concretos y mantener ordenadas las zonas comunes puede reducir considerablemente las distracciones visuales.

Es esencial establecer límites claros con los miembros de la familia o los compañeros de casa en lo que respecta al tiempo de trabajo o concentración. Comunicar claramente cuándo necesitas tiempo ininterrumpido puede ayudar a crear un entorno más respetuoso y favorable a la concentración.

4.2.3 Organización del espacio personal

La organización del espacio personal es crucial para los adultos con TDAH, ya que un entorno ordenado puede reducir significativamente el estrés y mejorar el funcionamiento diario.

Un principio clave es "un sitio para cada cosa y cada cosa en su sitio". Crear sistemas de organización claros y coherentes para los objetos personales, la ropa, los documentos y otros artículos puede reducir drásticamente el tiempo dedicado a buscar cosas y disminuir la frustración.

El uso de contenedores etiquetados, estanterías abiertas y cajones organizados puede facilitar el mantenimiento del orden. Los sistemas visuales de archivo, como ganchos para colgar objetos de uso frecuente o estanterías abiertas para libros y documentos, pueden ser especialmente útiles para las personas con TDAH, que tienden a "olvidar" lo que no pueden ver.

La regla "uno entra, uno sale" puede ser muy eficaz para evitar la acumulación de objetos. Cada vez que se adquiere un objeto nuevo, debe retirarse otro similar. Esto ayuda a mantener un equilibrio y evita la saturación de espacios.

Dedicar regularmente tiempo a limpiar y reorganizar es crucial. Establecer una rutina semanal para ordenar y limpiar los espacios personales puede evitar la acumulación de desorden y mantener el entorno manejable.

Por último, es importante personalizar los sistemas de organización según las preferencias y necesidades de cada uno. Lo que funciona para una persona puede no funcionar para otra. Experimentar con distintas soluciones y ser flexible a la hora de adaptarlas con el tiempo es clave para encontrar un sistema que sea sostenible a largo plazo.

La gestión eficaz del entorno, tanto en el trabajo como en los espacios personales, puede tener un profundo impacto en la calidad de vida de los adultos con TDAH. Mediante la creación de entornos estructurados con menos distracciones, se puede mejorar significativamente la concentración, la productividad y el bienestar general.

4.3 Técnicas de concentración

Para los adultos con TDAH, mejorar la capacidad de concentración suele ser una prioridad clave. Afortunadamente, existen varias técnicas eficaces que pueden ayudar a mejorar la concentración y la productividad.

4.3.1 El método "Pomodoro"

El método "Pomodoro" es una técnica de gestión del tiempo desarrollada por Francesco Cirillo en la década de 1980. Este método se basa en el principio de dividir el trabajo en intervalos de tiempo manejables, normalmente de 25 minutos, llamados "tomates", seguidos de breves descansos.

El proceso comienza con la elección de una tarea a realizar. A continuación, se programa un temporizador para 25 minutos y se trabaja en la tarea sin interrupción hasta que suene el temporizador. A este periodo de trabajo concentrado le sigue una pausa de cinco minutos. Después de cuatro "tomates", se hace una pausa más larga de 15-30 minutos.

Este método es especialmente eficaz para las personas con TDAH por varias razones. En primer lugar, la estructura temporal definida ayuda a mantener la concentración durante periodos manejables. Saber que hay un límite de tiempo puede motivar a uno a mantenerse concentrado en la tarea. Además, los descansos regulares evitan el agotamiento y permiten que el cerebro se recargue.

Otra ventaja del método "Pomodoro" es que ayuda a cuantificar el trabajo. Llevar la cuenta del número de "tomates" completados puede proporcionar una sensación tangible de progreso y logro, lo que es especialmente importante para las personas con TDAH que pueden tener dificultades con la percepción del tiempo y la evaluación de su propio progreso.

4.3.2 Atención plena y meditación

La práctica de la atención plena y la meditación puede ser muy beneficiosa para los adultos con TDAH. Estas técnicas ayudan a desarrollar la conciencia del momento presente y mejoran la capacidad de gestionar los pensamientos distractores.

La atención plena consiste en prestar atención intencionadamente al momento presente, sin juzgar. Para las personas con TDAH, que a menudo luchan con pensamientos errantes y distracciones, la práctica regular de la atención plena puede ayudarles a desarrollar una mayor conciencia de sus procesos mentales y mejorar su capacidad para redirigir la atención cuando sea necesario.

La meditación, en particular, puede ser una herramienta poderosa para entrenar la mente a concentrarse. Técnicas como la meditación de la conciencia de la respiración, en la que uno se centra en su respiración, pueden ayudar a desarrollar la capacidad de mantener la atención en un único punto.

Empezar con sesiones cortas, incluso de tan sólo cinco minutos al día, puede ser un buen punto de partida. Con la práctica regular, muchas personas con TDAH notan mejoras en su capacidad de concentración, gestión del estrés y autorregulación emocional.

4.3.3 Ejercicios de concentración

Los ejercicios de concentración son actividades específicas diseñadas para mejorar la capacidad de concentración. Estos ejercicios pueden ser especialmente útiles para los adultos con TDAH como entrenamiento para la mente.

Un ejercicio eficaz es la "técnica del punto focal". Consiste en elegir un objeto de la habitación y concentrarse en él durante un tiempo determinado, empezando por 30 segundos y aumentando gradualmente. El objetivo es mantener la atención en el objeto, fijándose en los detalles y volviendo suavemente a él cada vez que la mente se distraiga.

Otro ejercicio útil es la "práctica de la escucha activa". Consiste en concentrarse intencionadamente en una conversación o audio, intentando captar el mayor número de detalles posible. Este ejercicio no sólo mejora la concentración, sino también la comunicación y la memoria.

La "técnica de contar hacia atrás" es otro ejercicio eficaz. Empieza con un número, por ejemplo 100, y cuenta hacia atrás restando un número concreto, por ejemplo 7, cada vez. Este ejercicio requiere concentración y conocimientos matemáticos básicos, y hace trabajar la mente de forma productiva.

Por último, actividades como los rompecabezas, los juegos de lógica o las aplicaciones de entrenamiento cerebral pueden ser herramientas divertidas y eficaces para mejorar la concentración. Estas actividades desafían la mente de diferentes maneras y pueden adaptarse al nivel de dificultad deseado.

La aplicación regular de estas técnicas de concentración puede producir mejoras significativas en la capacidad de concentración de los adultos con TDAH. Es importante recordar que, como con cualquier habilidad, la mejora requiere práctica y paciencia. Experimentar con diferentes técnicas y encontrar las que funcionen mejor para las necesidades individuales de cada uno es la clave del éxito a largo plazo en el manejo del TDAH.

CAPÍTULO 5

Ejercicios prácticos para mejorar la atención

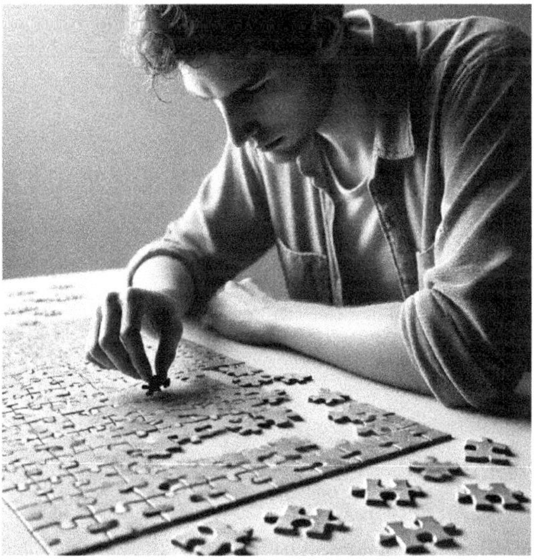

5.1 Ejercicios de sensibilización

La atención plena es un elemento clave para mejorar la atención de los adultos con TDAH. Mediante ejercicios específicos, se puede desarrollar una mayor presencia de ánimo y una mayor capacidad de concentración.

5.1.1 Observación consciente

La observación consciente es una práctica que consiste en observar deliberadamente y sin prejuicios lo que nos rodea. Este ejercicio ayuda a desarrollar una mayor conciencia del momento presente y a reducir la tendencia a la distracción.

Para practicar la observación consciente, se puede empezar eligiendo cualquier objeto del entorno. Puede ser una flor, un cuadro o incluso un simple objeto cotidiano. El objetivo es observar ese objeto como si lo viéramos por primera vez, fijándonos en cada detalle: color, forma, textura, sombras y luz.

Durante el ejercicio, es normal que la mente divague. Cuando esto ocurre, se vuelve suavemente la atención al objeto elegido. Esta práctica no sólo mejora la capacidad de concentración, sino que también aumenta la conciencia de los propios procesos mentales.

Con el tiempo, se puede extender esta práctica a situaciones cotidianas, como comer o pasear, convirtiendo las actividades ordinarias en oportunidades para ejercitar la atención.

5.1.2 Escucha activa

La escucha activa es una técnica poderosa para mejorar la concentración y la presencia mental. Este ejercicio va más allá de la mera audición e implica prestar una atención completa y consciente a lo que se dice.

Para practicar la escucha activa, se puede empezar con conversaciones breves o grabaciones de audio. El objetivo es centrarse completamente en el contenido, fijándose no sólo en las palabras, sino también en el tono, el ritmo y las pausas del discurso.

Durante el ejercicio, es importante resistirse al impulso de interrumpir o pensar qué decir a continuación. En lugar de eso, uno se centra por completo en el mensaje del interlocutor, tratando de comprender plenamente su punto de vista.

Esta práctica no sólo mejora la capacidad de atención, sino que también puede enriquecer notablemente las relaciones interpersonales, propiciando una comunicación más profunda y empática.

5.1.3 Exploración corporal

El escaneo corporal es una técnica de meditación que consiste en prestar atención sistemáticamente a distintas partes del cuerpo. Este ejercicio es especialmente útil para los adultos con TDAH, ya que ayuda a desarrollar una mayor conciencia corporal y ancla la atención en el momento presente.

Para practicar la exploración corporal, hay que tumbarse en una posición cómoda y empezar a centrar la atención en una parte concreta del cuerpo, normalmente empezando por los pies. Observa atentamente cada sensación en esa zona: calor, frío, tensión, relajación o incluso ausencia de sensaciones.

Gradualmente, la atención se desplaza hacia arriba, a través de las piernas, el tronco, los brazos, hasta llegar a la cabeza. Durante el proceso, se intenta mantener una atención sin prejuicios, simplemente observando las sensaciones tal y como se producen.

Este ejercicio no sólo mejora la concentración, sino que también puede ayudar a reducir el estrés y la ansiedad, fomentando una mayor sensación de conexión entre la mente y el cuerpo.

La práctica regular de estos ejercicios de atención plena puede conducir a mejoras significativas en la capacidad de atención y concentración. Sin embargo, es importante abordar estas técnicas con paciencia y constancia, recordando que, como cualquier habilidad, requieren tiempo y práctica para desarrollarse plenamente.

5.2 Actividades para entrenar la concentración

El entrenamiento de la concentración mediante actividades dirigidas puede ser una forma eficaz y divertida de mejorar la atención en adultos con TDAH. Estas actividades no sólo ayudan a desarrollar la capacidad de concentración, sino que también pueden proporcionar una sensación de logro y disfrute.

5.2.1 Puzles y juegos de lógica

Los puzles y los juegos de lógica son una herramienta excelente para entrenar la concentración. Estos juegos requieren una atención sostenida y la capacidad de pensar estratégicamente, lo que puede resultar especialmente difícil para las personas con TDAH.

El sudoku, por ejemplo, requiere mantener la atención en una cuadrícula numérica, considerando simultáneamente distintas posibilidades. Este ejercicio no sólo mejora la concentración, sino también la capacidad de resolver problemas y el pensamiento lógico.

Los puzles tradicionales, por su parte, ofrecen una experiencia táctil y visual que puede resultar especialmente atractiva. Trabajar en un puzle requiere atención al detalle, paciencia y perseverancia, cualidades todas ellas que pueden reforzarse con la práctica regular.

Los juegos de estrategia, tanto de mesa como digitales, también pueden ser herramientas eficaces. Estos juegos exigen planificar los movimientos futuros teniendo en cuenta la situación actual, lo que ejercita la memoria de trabajo y las capacidades de concentración a largo plazo.

5.2.2 Lectura focalizada

La lectura concentrada es una actividad poderosa para mejorar la concentración. Sin embargo, para muchos adultos con TDAH, la lectura prolongada puede resultar difícil. El enfoque de la lectura focalizada requiere, por tanto, una estrategia específica.

Se puede empezar con sesiones de lectura breves, quizá de sólo 10-15 minutos, aumentando gradualmente la duración con el tiempo. Es útil elegir material de lectura que sea realmente interesante, para que la atención se mantenga de forma natural.

Una técnica eficaz consiste en leer con un propósito concreto. Antes de empezar, se formula una pregunta o se fija un objetivo para la sesión de lectura. Esto permite centrarse y hace que la lectura sea más interactiva y atractiva.

Tomar notas o subrayar pasajes clave mientras se lee también puede ayudar a mantener la atención activa. De este modo, la lectura pasa de ser una actividad pasiva a ser más activa y atractiva.

5.2.3 Ejercicios de memoria

Los ejercicios de memoria no sólo mejoran la capacidad de recordar información, sino que también pueden reforzar considerablemente la atención y la concentración.

Un ejercicio sencillo pero eficaz es el "juego de la lista". Se empieza creando una lista mental de elementos, añadiendo uno nuevo cada día. El objetivo es recordar toda la lista en el orden correcto. Este ejercicio entrena tanto la memoria como la capacidad de mantener la concentración en una secuencia de información.

El "método de los loci" es otra técnica poderosa. Este método consiste en asociar la información que se desea recordar con lugares familiares a lo largo de una ruta conocida. Visualizar mentalmente esta ruta y la información asociada requiere una intensa concentración y puede mejorar significativamente tanto la memoria como la atención.

Los ejercicios de memoria visual pueden ser especialmente eficaces. Por ejemplo, observe una imagen durante unos instantes, luego cierre los ojos e intente recordar el mayor número de detalles posible. Este ejercicio no sólo mejora la memoria visual, sino que también entrena la capacidad de prestar atención a los detalles.

Por último, el aprendizaje de nuevas habilidades, como tocar un instrumento musical o aprender un idioma extranjero, puede ser una forma excelente de entrenar tanto la memoria como la concentración. Estas actividades requieren una atención sostenida y la memorización de nueva información, lo que supone un entrenamiento completo para el cerebro.

La incorporación regular de estas actividades a la rutina diaria puede dar lugar a mejoras significativas en la capacidad de concentración y atención. Es importante recordar que la clave del éxito reside en la constancia y la gradualidad. Empezar con sesiones cortas y aumentar gradualmente la duración y la complejidad de las actividades puede ayudar a construir una práctica sostenible y gratificante.

5.3 Técnicas de estudio eficaces

Para los adultos con TDAH, la adopción de técnicas de estudio eficaces puede suponer una diferencia significativa en el aprendizaje y la gestión de la información. Estas técnicas no sólo mejoran la comprensión y la retención del material, sino que también pueden hacer que el proceso de estudio sea más atractivo y menos cansado.

5.3.1 Mapas mentales

Los mapas mentales son una poderosa herramienta visual que puede resultar especialmente útil para las personas con TDAH. Esta técnica aprovecha la tendencia natural del cerebro a organizar la información de forma no lineal, lo que permite visualizar las conexiones y relaciones entre distintos conceptos.

Para crear un mapa mental, se parte de un concepto central en el centro de la hoja. A partir de este núcleo, las líneas se ramifican conectando ideas relacionadas, creando una estructura ramificada. Cada rama puede desarrollarse con subcategorías, detalles o ejemplos.

El uso de colores, símbolos e imágenes en los mapas mentales puede aumentar su eficacia, haciendo que el proceso de creación sea más atractivo y el resultado más memorable. Esta técnica no sólo ayuda a organizar la información de forma clara y visual, sino que también estimula el pensamiento creativo y la capacidad de establecer conexiones entre distintos conceptos.

Los mapas mentales pueden utilizarse para diversos fines: tomar apuntes durante una clase, planificar un proyecto, resumir un libro o preparar una presentación. La flexibilidad de este método lo hace adaptable a distintas necesidades de estudio y trabajo.

5.3.2 Método Cornell para tomar notas

El método Cornell es una técnica estructurada para tomar apuntes que puede resultar especialmente beneficiosa para los adultos con TDAH. Este método ayuda a organizar la información con claridad y facilita la revisión y el recuerdo posterior.

La página se organiza en tres áreas: una columna principal más amplia situada a la derecha para las notas principales, una columna más estrecha a la izquierda destinada a palabras clave o preguntas, y un espacio al final reservado para un resumen conciso.

Durante la clase o la lectura, se toman notas en la columna principal. Después, se repasan las notas y se añaden palabras clave o preguntas en la columna de la izquierda. Sirven para recordar y reflexionar. Por último, en la parte inferior se escribe un breve resumen de los puntos principales.

Este método no sólo ayuda a estructurar la información de forma lógica, sino que también fomenta la revisión activa del material, mejorando la comprensión y la retención. La claridad de la estructura puede ser especialmente útil para las personas con TDAH, ya que proporciona un marco organizativo que reduce la sobrecarga de información.

5.3.3 Técnicas de almacenamiento

Las técnicas de memorización pueden ser herramientas poderosas para mejorar el aprendizaje y la retención de información. Para los adultos con TDAH, estas técnicas pueden hacer que el proceso de estudio sea más atractivo y eficaz.

Una técnica eficaz es el uso de acrónimos o frases mnemotécnicas. Creando palabras o frases con las iniciales de la información que hay que recordar, se puede simplificar el proceso de memorización. Por ejemplo, 'HOMES' para recordar los nombres de los Grandes Lagos (Huron, Ontario, Michigan, Erie, Superior).

La técnica de los "loci", mencionada anteriormente, también puede adaptarse al estudio. Al asociar conceptos o información con lugares familiares a lo largo de un recorrido mental, se crea un "palacio de la memoria" que facilita el recuerdo de la información.

El método de asociación es otra técnica útil. Consiste en vincular la nueva información a conocimientos ya adquiridos, creando conexiones lógicas o incluso absurdas. Cuanto más vívida y personal sea la asociación, más fácil será recordar la información.

Por último, la técnica de la "relectura activa" puede resultar especialmente eficaz. En lugar de releer pasivamente el material, uno intenta explicarlo con sus propias palabras, como si estuviera enseñando a otra persona. Este proceso de reformulación activa ayuda a consolidar la comprensión y la memorización.

La aplicación de estas técnicas de estudio requiere práctica y paciencia. Es importante experimentar con distintas estrategias para encontrar las que mejor se adapten a las necesidades individuales. Con el tiempo y la práctica, estas técnicas pueden convertirse en herramientas valiosas para mejorar la eficacia del estudio y el aprendizaje, haciendo que el proceso sea más manejable y gratificante para los adultos con TDAH.

CAPÍTULO 6

Cómo tratar la hiperactividad y la impulsividad

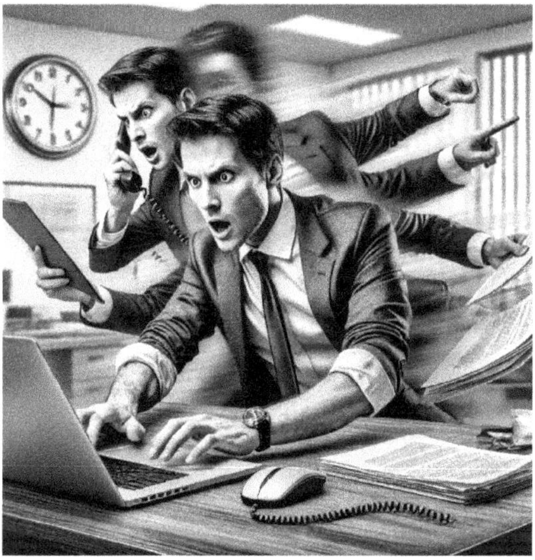

6.1 Ejercicios de relajación

Para los adultos con TDAH, controlar la hiperactividad y la impulsividad puede ser un reto diario. Los ejercicios de relajación ofrecen herramientas valiosas para calmar la mente y el cuerpo, ayudando a reducir la agitación interna y mejorar el autocontrol.

6.1.1 Respiración profunda

La respiración profunda es una técnica fundamental para controlar la hiperactividad y la impulsividad. Esta práctica sencilla pero poderosa puede realizarse en cualquier momento y lugar, ofreciendo un alivio rápido del estrés y la agitación.

Para practicar la respiración profunda, empieza por encontrar una postura cómoda, sentado o tumbado. Se coloca una mano sobre el pecho y la otra sobre el abdomen. Inhalando lentamente por la nariz, se intenta inflar el abdomen como un globo, manteniendo el pecho relativamente quieto. La espiración se hace lentamente por la boca, vaciando completamente los pulmones.

Es útil centrarse en la sensación de la respiración entrando y saliendo del cuerpo, utilizando este enfoque como ancla para la mente. Puedes empezar con sesiones cortas de 3-5 minutos, aumentando gradualmente la duración con la práctica.

La respiración profunda no sólo ayuda a calmar el sistema nervioso, sino que también puede mejorar la concentración y reducir la impulsividad. Practicada con regularidad, puede convertirse en una herramienta automática para manejar los momentos de estrés o sobreestimulación.

6.1.2 Relajación muscular progresiva

La relajación muscular progresiva es una técnica que implica la tensión y liberación sistemática de distintos grupos musculares. Este ejercicio puede ser especialmente beneficioso para los adultos con TDAH, que a menudo experimentan tensión física como manifestación de la hiperactividad.

Empiece en una posición cómoda, preferiblemente tumbado. Empezando por los pies, contrae los músculos durante 5-10 segundos, notando la sensación de tensión. A continuación, suelta los músculos por completo, concentrándote en la sensación de relajación que sigue. Asciende gradualmente por el cuerpo, trabajando un grupo muscular cada vez: piernas, nalgas, abdomen, manos, brazos, hombros, cuello y cara.

Este ejercicio no sólo favorece la relajación física, sino que también aumenta la conciencia corporal. Para las personas con TDAH, puede ser una forma eficaz de reconocer y liberar la tensión acumulada, a menudo inconscientemente, en el cuerpo.

La práctica regular de la relajación muscular progresiva puede conducir a una reducción general de la tensión muscular, mejorando la calidad del sueño y reduciendo la agitación física asociada al TDAH.

6.1.3 Visualización guiada

La visualización guiada es una poderosa técnica de relajación que utiliza la imaginación para crear un estado de calma mental y física. Esta práctica puede ser especialmente útil para los adultos con TDAH, ya que ofrece una alternativa atractiva a las técnicas de relajación más pasivas.

Para practicar la visualización guiada, se empieza por encontrar un lugar tranquilo y una postura cómoda. Se cierran los ojos y se empieza a visualizar un entorno tranquilo y relajante. Puede ser una playa tranquila, un bosque sereno o cualquier otro lugar que evoque sentimientos de calma y seguridad.

Se intenta implicar todos los sentidos en la visualización: imaginar los colores y las formas del entorno, los sonidos (como las olas del mar o el susurro de las hojas), los olores (como la salinidad o el aroma de las flores), las sensaciones táctiles (como la arena bajo los pies o la brisa sobre la piel).

Durante la visualización, se puede incorporar una afirmación positiva o un objetivo personal, reforzando la intención de calma y control.

Esta técnica no sólo ayuda a reducir el estrés y la agitación, sino que también puede mejorar la capacidad de concentración y la creatividad. Para las personas con TDAH, la visualización guiada puede ofrecer un momento de respiro de la constante estimulación externa, permitiendo que la mente descanse y se recargue.

La integración regular de estos ejercicios de relajación en la rutina diaria puede dar lugar a mejoras significativas en el manejo de la hiperactividad y la impulsividad. Es importante recordar que, como ocurre con cualquier habilidad nueva, la práctica constante es esencial para conseguir los máximos beneficios. Al experimentar con diferentes técnicas y adaptarlas a sus propias preferencias, los adultos con TDAH pueden desarrollar un conjunto de herramientas personalizadas para controlar eficazmente los síntomas y mejorar la calidad de vida en general.

6.2 Actividad física y TDAH

La actividad física desempeña un papel crucial en el tratamiento del TDAH en adultos, ya que ofrece importantes beneficios tanto para el cuerpo como para la mente. El ejercicio regular puede ayudar a canalizar el exceso de energía, mejorar la concentración y reducir los síntomas del TDAH.

6.2.1 Beneficios del ejercicio regular

El ejercicio regular ofrece multitud de beneficios para los adultos con TDAH. A nivel neurobiológico, la actividad física estimula la liberación de neurotransmisores como la dopamina y la norepinefrina, que suelen ser deficientes en las personas con TDAH. Este aumento natural de las sustancias químicas cerebrales puede mejorar significativamente la atención, la concentración y el estado de ánimo.

El ejercicio también ayuda a reducir el estrés y la ansiedad, trastornos a menudo asociados al TDAH. La actividad física regular puede mejorar la calidad del sueño, un aspecto crucial para controlar los síntomas del TDAH, ya que muchos adultos con este trastorno sufren problemas de sueño.

Además, el ejercicio puede aumentar la autoestima y la confianza en uno mismo. Alcanzar objetivos de forma física, aunque sean pequeños, puede proporcionar una sensación de logro y competencia, contrarrestando los sentimientos de inadecuación que experimentan muchas personas con TDAH.

6.2.2 Tipos de actividad física recomendados

Para los adultos con TDAH, la elección de la actividad física ideal puede variar según las preferencias personales y el nivel de forma física. Sin embargo, algunas actividades parecen ser especialmente beneficiosas.

Los deportes de resistencia, como correr, montar en bicicleta o nadar, pueden ser muy eficaces. Estas actividades requieren un esfuerzo constante y rítmico que puede tener un efecto calmante sobre la mente hiperactiva. Además, el aspecto repetitivo de estos deportes puede ayudar a desarrollar la concentración y la perseverancia.

Los deportes de equipo ofrecen el doble beneficio del ejercicio físico y la interacción social. Actividades como el fútbol, el baloncesto o el voleibol no sólo proporcionan una válvula de escape para la energía física, sino que también ayudan a desarrollar habilidades sociales y de cooperación.

Las artes marciales, como el kárate o el taekwondo, pueden ser especialmente beneficiosas. Estas disciplinas combinan la actividad física con la necesidad de concentración y autocontrol, aspectos que pueden ser muy útiles para las personas con TDAH.

El yoga y el tai-chi, aunque menos intensos físicamente, ofrecen beneficios únicos. Estas prácticas combinan movimiento, respiración y meditación, ayudando a mejorar la conciencia corporal, la concentración y el control de la impulsividad.

6.2.3 Incorporar el movimiento a la rutina diaria

Integrar más movimiento en la rutina diaria puede ser una estrategia eficaz para controlar los síntomas del TDAH, incluso fuera de las sesiones de ejercicio estructurado.

Una técnica útil consiste en hacer pequeñas pausas durante la jornada laboral. Levantarse y dar un breve paseo cada hora, o realizar unos sencillos ejercicios de estiramiento en el escritorio, pueden ayudar a mantener la concentración y reducir la inquietud.

El uso de un escritorio de pie o de una bicicleta estática puede permitir moverse mientras se trabaja, satisfaciendo la necesidad de movimiento sin interrumpir las actividades laborales.

Subir por las escaleras en lugar de coger el ascensor, aparcar más lejos de su destino o dar un paseo durante la pausa para comer son formas sencillas de aumentar su actividad física diaria.

Incorporar actividades físicas a las interacciones sociales puede ser otro planteamiento eficaz. Sugerir un paseo en lugar de un café sentado, u organizar actividades al aire libre con amigos y familiares, puede hacer que el ejercicio sea más agradable y sostenible en el tiempo.

Por último, el uso de dispositivos de seguimiento de la actividad o de aplicaciones para teléfonos inteligentes puede ayudar a controlar y motivar el movimiento diario, convirtiendo la actividad física en una especie de juego o reto personal.

La integración de la actividad física en la vida diaria de los adultos con TDAH no debe verse como una tarea adicional, sino como una estrategia para controlar los síntomas y mejorar el bienestar general. Al encontrar actividades adecuadas e incorporarlas de forma creativa a la rutina diaria, se pueden aprovechar todos los beneficios del ejercicio para controlar el TDAH de forma eficaz y sostenible.

6.3 Estrategias para controlar los impulsos

El control de los impulsos es un reto importante para muchos adultos con TDAH. Desarrollar estrategias eficaces para controlar la impulsividad puede mejorar enormemente la calidad de vida, las relaciones interpersonales y el rendimiento profesional.

6.3.1 La técnica de "parar y pensar

La técnica de "parar y pensar" es un método sencillo pero eficaz para interrumpir las reacciones impulsivas. El objetivo es crear un momento de pausa entre el estímulo y la respuesta, que permita una evaluación más racional de la situación.

Para aplicar esta técnica, se empieza por identificar las señales personales que preceden al comportamiento impulsivo. Pueden ser sensaciones físicas, como un aumento del ritmo cardíaco, o pensamientos recurrentes. Una vez reconocidas estas señales, se practica una pausa consciente.

Durante esta pausa, se puede utilizar un estímulo mental, como "para" o "respira", para interrumpir el flujo automático de pensamientos. Este momento de interrupción ofrece la oportunidad de evaluar la situación de forma más objetiva y considerar las posibles consecuencias de nuestras acciones.

Con la práctica, esta técnica puede convertirse en un reflejo automático que permite manejar mejor las situaciones potencialmente problemáticas antes de que desemboquen en un comportamiento impulsivo.

6.3.2 Análisis de las consecuencias

El análisis de consecuencias es una estrategia que consiste en la evaluación sistemática de los efectos potenciales de las propias acciones. Esta técnica resulta especialmente útil en las decisiones más importantes o en situaciones recurrentes que tienden a desencadenar comportamientos impulsivos.

Empieza por identificar una situación concreta en la que tiendes a actuar impulsivamente. A continuación, enumera todas las posibles consecuencias de esa acción, tanto positivas como negativas, a corto y largo plazo. Es importante tener en cuenta los efectos sobre uno mismo y sobre los demás.

Este análisis puede hacerse mentalmente en situaciones inmediatas, o por escrito cuando se dispone de más tiempo. El acto de escribir puede ser especialmente eficaz, ya que concreta el proceso y ayuda a visualizar mejor las distintas opciones.

Con el tiempo, esta práctica puede volverse más rápida e intuitiva, lo que permite evaluar rápidamente las consecuencias incluso en situaciones de estrés o presión.

6.3.3 Planificación de la respuesta

La planificación de la respuesta es una estrategia proactiva que implica la preparación anticipada de reacciones adecuadas ante situaciones que suelen desencadenar comportamientos impulsivos.

Se empieza por identificar las situaciones recurrentes que tienden a provocar respuestas impulsivas. Para cada una de estas situaciones, se desarrolla un plan de acción específico. Este plan debe incluir:

1. Una descripción de la situación desencadenante;
2. Las típicas reacciones impulsivas que a uno le gustaría evitar;
3. Respuestas alternativas más adecuadas o constructivas;
4. Estrategias específicas para aplicar estas respuestas alternativas.

Por ejemplo, si tiendes a interrumpir a los demás durante las conversaciones, tu plan podría incluir técnicas como contar hasta tres antes de hablar o tomar notas para recordar puntos que discutir más tarde.

Es útil practicar estas respuestas planificadas mediante juegos de rol o visualizaciones. Cuanto más practiques estas respuestas en un entorno seguro, más fácil te resultará ponerlas en práctica en situaciones reales.

La clave del éxito en la aplicación de estas estrategias es la práctica constante y la paciencia. Es normal que estas técnicas tarden en automatizarse. Es importante celebrar los pequeños éxitos a lo largo del camino y no desanimarse por ninguna recaída.

Además, puede ser útil implicar en el proceso a personas de confianza. Compartir las estrategias con la familia, los amigos o un terapeuta puede proporcionar un sistema de apoyo y responsabilidad.

Por último, es crucial recordar que el control de los impulsos es una habilidad que puede mejorarse con el tiempo. Con compromiso y perseverancia, muchos adultos con TDAH consiguen desarrollar un mayor autocontrol, mejorando significativamente su calidad de vida y sus relaciones interpersonales.

CAPÍTULO 7

Mejorar las relaciones interpersonales

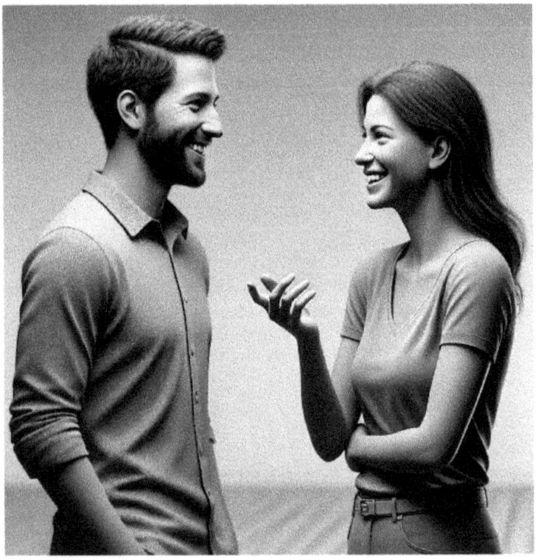

Las relaciones interpersonales pueden ser un reto importante para los adultos con TDAH. Sin embargo, con las estrategias adecuadas y una práctica constante, la calidad de las interacciones sociales y las relaciones personales puede mejorar mucho.

7.1 Comunicación eficaz

La comunicación eficaz es la base de unas relaciones sanas y satisfactorias. Para los adultos con TDAH, el desarrollo de habilidades comunicativas sólidas puede suponer una diferencia sustancial en la calidad de sus interacciones sociales.

7.1.1 Escucha activa

La escucha activa es una habilidad crucial que va más allá de la simple audición de las palabras del interlocutor. Para los adultos con TDAH, que pueden tener problemas de distracción e impulsividad, practicar la escucha activa puede ser especialmente difícil, pero también extremadamente beneficioso.

Para mejorar la escucha activa, se puede empezar por concentrarse completamente en el interlocutor. Esto significa dejar a un lado distracciones como el teléfono u otros dispositivos electrónicos. Mantener el contacto visual puede ayudar a mantenerse centrado en la conversación.

Otra técnica útil es la paráfrasis. Una vez que el interlocutor ha terminado de hablar, uno puede parafrasear lo que ha entendido con sus propias palabras. Esto no sólo demuestra que se está prestando atención, sino que también ayuda a verificar que se ha entendido correctamente el mensaje.

Hacer preguntas pertinentes es otro aspecto importante de la escucha activa. Estas preguntas deben ser abiertas y estar dirigidas a aclarar o profundizar en lo que se ha dicho, mostrando interés e implicación en la conversación.

7.1.2 Expresión clara de las propias necesidades

Para muchos adultos con TDAH, expresar claramente sus necesidades puede ser un reto. A menudo, la impulsividad puede llevar a una comunicación confusa o agresiva, mientras que el miedo al rechazo puede llevar a no expresar las propias necesidades en absoluto.

Un enfoque eficaz consiste en utilizar afirmaciones en primera persona. En lugar de culpar o acusar a los demás, uno expresa sus sentimientos y necesidades en primera persona. Por ejemplo, en lugar de decir "Nunca me escuchas", se puede decir "Me frustro cuando siento que no me escuchan".

También es importante ser específico en las peticiones. En lugar de esperar que los demás adivinen tus necesidades, es más eficaz expresarlas con claridad. Por ejemplo, "necesitaría 15 minutos de silencio al volver del trabajo para relajarme" es más claro y útil que un genérico "necesito espacio".

Practicar el asertividad es otro aspecto crucial. Significa expresar las propias necesidades y opiniones de forma respetuosa pero firme, sin ser agresivo ni pasivo. El asertividad requiere práctica, pero puede mejorar notablemente la calidad de las relaciones.

7.1.3 Gestión de conflictos

Los conflictos son una parte natural de cualquier relación, pero para los adultos con TDAH pueden ser especialmente estresantes. La impulsividad y las dificultades de regulación emocional pueden convertir la gestión de conflictos en un reto importante.

Una estrategia eficaz es practicar la "pausa". Cuando sientas que una situación se está volviendo demasiado intensa, es útil tomarse un momento para calmarse antes de responder. Esto puede significar respirar hondo, contar hasta diez o incluso alejarse brevemente de la situación si es necesario.

Otra técnica útil es centrarse en el problema concreto, evitando generalizaciones o ataques personales. En lugar de decir "siempre eres desorganizado", se podría decir "me preocupa que el proyecto no se termine a tiempo". Este enfoque ayuda a mantener una discusión constructiva y orientada a la búsqueda de soluciones.

El uso del "nosotros" en lugar del "tú" o el "yo" también puede ser eficaz en la gestión de conflictos. Frases como "¿Cómo podemos resolver este problema juntos?" promueven un enfoque colaborativo en lugar de antagónico.

Por último, es importante recordar que no todos los conflictos pueden o deben resolverse inmediatamente. A veces, tomarse un tiempo para reflexionar y volver sobre el tema más tarde, cuando las emociones se hayan calmado, puede conducir a soluciones más eficaces y duraderas.

Mejorar las habilidades de comunicación requiere tiempo y una práctica constante. Para los adultos con TDAH, puede ser útil trabajar estas habilidades con el apoyo de un terapeuta o entrenador especializado. Con compromiso y perseverancia, se pueden desarrollar relaciones más sanas, satisfactorias y duraderas.

7.2 Construir y mantener relaciones sanas

Para los adultos con TDAH, construir y mantener relaciones sanas puede ser un reto importante, pero también es un aspecto crucial del bienestar general. Desarrollar habilidades en este ámbito puede conducir a una vida social más rica y satisfactoria.

7.2.1 Empatía y comprensión

La empatía, la capacidad de comprender y compartir los sentimientos de los demás, es fundamental para crear vínculos profundos y significativos. Para los adultos con TDAH, que a veces pueden ser percibidos como egocéntricos o faltos de atención, cultivar la empatía puede marcar una gran diferencia en sus relaciones.

Una forma de desarrollar la empatía es practicar la "perspectiva alternativa". Esto implica hacer un esfuerzo consciente para ver las situaciones desde el punto de vista de la otra persona. Cuando no estés de acuerdo con alguien, en lugar de reaccionar inmediatamente, puedes pararte y preguntarte: "¿Por qué puede sentirse así esta persona?".

Otra técnica útil es la práctica de la "reflexión emocional". Se trata de reconocer y verbalizar las emociones que uno percibe en la otra persona. Por ejemplo, se puede decir: "Parece que estás frustrado por esta situación. ¿Es así?". Esto no sólo demuestra que se está prestando atención, sino que también invita a la otra persona a abrirse más.

Para los adultos con TDAH, que pueden tener problemas de impulsividad, es importante recordar que hay que dar espacio a la otra persona para que se exprese plenamente antes de responder. Esto puede requerir un esfuerzo consciente, pero puede mejorar significativamente la calidad de la comunicación y la comprensión mutua.

7.2.2 Establecer límites personales

Establecer y mantener unos límites personales saludables es esencial para unas relaciones equilibradas y satisfactorias. Para los adultos con TDAH, que pueden tender a los extremos de implicación excesiva o distanciamiento, encontrar el equilibrio adecuado puede ser especialmente difícil.

El primer paso para establecer límites eficaces es ser consciente de uno mismo. Es importante reflexionar sobre lo que nos hace sentir cómodos o incómodos en las relaciones. ¿Cuáles son nuestros límites en términos de tiempo, energía emocional, espacio personal? Una vez identificados estos límites, el siguiente paso es comunicarlos claramente a los demás.

La comunicación de límites debe ser directa pero respetuosa. Por ejemplo, en lugar de decir "No me llames tan a menudo", se podría decir "Agradezco tus llamadas, pero necesito limitarlas a una vez a la semana para gestionar mejor mi tiempo".

También es importante recordar que establecer límites no significa ser inflexible. La flexibilidad y la voluntad de negociar son componentes importantes de unas relaciones sanas. Sin embargo, es crucial reconocer los propios "límites no negociables" y defenderlos con firmeza cuando sea necesario.

7.2.3 Pedir y ofrecer apoyo

Para los adultos con TDAH, pedir y ofrecer apoyo adecuadamente puede ser un reto, pero es un aspecto clave para construir relaciones mutuas y satisfactorias.

Pedir apoyo requiere vulnerabilidad y puede resultar difícil para quienes temen ser una carga para los demás. Sin embargo, es importante recordar que las relaciones sanas se basan en la reciprocidad. Al pedir apoyo, es útil ser específico sobre lo que se necesita. En lugar de un genérico "Necesito ayuda", se podría decir "¿Podrías ayudarme a organizar mi espacio de trabajo este fin de semana?".

Del mismo modo, ofrecer apoyo a los demás es una forma poderosa de fortalecer las relaciones. Sin embargo, es importante hacerlo respetando los límites de la otra persona. En lugar de imponer el propio apoyo, se puede preguntar: "¿Hay algo que pueda hacer para apoyarte en este momento?".

Un aspecto importante del apoyo mutuo es la constancia. En el caso de los adultos con TDAH, que pueden tener dificultades para ser constantes, puede ser útil establecer recordatorios o rutinas para comprobar periódicamente cómo se encuentran sus seres queridos y ofrecerles apoyo cuando lo necesiten.

Por último, es crucial reconocer cuándo el apoyo necesario va más allá de lo que puede ofrecerse en una relación personal. En tales casos, animar a la otra persona a buscar ayuda profesional, o buscarla para uno mismo, es un acto de cuidado y responsabilidad.

Construir y mantener relaciones sanas requiere un compromiso y una práctica constantes. Para los adultos con TDAH, esto puede ser un desafío particular, pero también una oportunidad para un crecimiento personal significativo. Con paciencia, autoconciencia y voluntad de aprender y adaptarse, es posible desarrollar relaciones profundas, satisfactorias y duraderas.

7.3 TDAH y vida de pareja

El TDAH puede tener un impacto significativo en la vida de una pareja, presentando retos únicos, pero también oportunidades para el crecimiento y la comprensión mutuos. Comprender esta dinámica y desarrollar estrategias eficaces puede ayudar a construir una relación más sólida y satisfactoria.

7.3.1 Retos comunes

Las parejas en las que uno o ambos miembros tienen TDAH suelen enfrentarse a una serie de retos característicos. Uno de los más comunes es la percepción de un desequilibrio en las responsabilidades domésticas. El miembro de la pareja con TDAH puede tener dificultades para gestionar las tareas diarias, la puntualidad o la realización de tareas, lo que provoca frustración y resentimiento en el miembro neurotípico.

La comunicación puede ser otra área de dificultad. La pareja con TDAH puede interrumpir con frecuencia, olvidar detalles importantes de las conversaciones o parecer poco atenta, mientras que la pareja sin TDAH puede sentirse desatendida o poco valorada.

La impulsividad característica del TDAH puede llevar a decisiones financieras precipitadas o a comportamientos arriesgados que pueden poner a prueba la confianza en la relación. Además, las fluctuaciones emocionales y los cambios de humor asociados al TDAH pueden crear una atmósfera de imprevisibilidad en la relación.

La gestión del tiempo y la planificación pueden resultar especialmente problemáticas. El miembro de la pareja con TDAH puede llegar constantemente tarde a las citas u olvidar acontecimientos importantes, lo que provoca frustración y decepción en la pareja.

7.3.2 Estrategias para una relación armoniosa

A pesar de estos retos, hay muchas estrategias que las parejas pueden adoptar para construir una relación armoniosa:

Educación mutua: es fundamental que ambos miembros de la pareja se informen sobre el TDAH y comprendan cómo afecta al comportamiento y a la dinámica de la relación. Esto puede ayudar a reducir los malentendidos y aumentar la empatía.

Comunicación abierta y honesta: Establecer momentos regulares para hablar abiertamente de preocupaciones, expectativas y necesidades puede evitar la acumulación de resentimiento. Utilizar técnicas como el "tiempo de conversación" puede garantizar que ambos miembros de la pareja tengan la oportunidad de expresarse.

Reparto claro de tareas: Crear un sistema de reparto de tareas que tenga en cuenta los puntos fuertes y los retos de cada miembro de la pareja puede reducir los conflictos por las responsabilidades domésticas. El uso de recordatorios visuales o aplicaciones de gestión de tareas puede ser útil.

Planificación conjunta: Dedicar tiempo regularmente a planificar conjuntamente actividades, citas y objetivos puede ayudar a evitar olvidos y mejorar la gestión del tiempo.

Celebrar los éxitos: Reconocer y celebrar los progresos, aunque sean pequeños, puede reforzar el positivismo en la relación y motivar nuevas mejoras.

Practicar la paciencia y la comprensión: Ambos miembros de la pareja deben esforzarse por ser pacientes y comprensivos, recordando que el comportamiento relacionado con el TDAH no es intencionado ni personal.

7.3.3 Cuándo buscar ayuda profesional

Hay momentos en que la ayuda profesional puede ser crucial para superar los retos y fortalecer la relación:

Cuando los conflictos se hacen crónicos: Si las discusiones sobre los mismos problemas se repiten constantemente sin solución, puede ser el momento de buscar la ayuda de un terapeuta de pareja.

Cuando hay un desequilibrio emocional importante: Si uno o ambos miembros de la pareja experimentan altos niveles de frustración, ira o depresión relacionados con la dinámica de la relación, la terapia individual o de pareja puede ser beneficiosa.

Cuando el TDAH no se gestiona eficazmente: Si los síntomas del TDAH están teniendo un impacto significativo en la relación, puede ser necesario reevaluar el tratamiento con un profesional especializado.

Cuando se rompe la comunicación: Si la pareja tiene dificultades para comunicarse eficazmente o se encuentra en un ciclo de acusaciones mutuas, un terapeuta puede proporcionar herramientas para mejorar la comunicación.

Al considerar cambios importantes en la vida: Los momentos de transición significativa, como el matrimonio, la paternidad o un cambio de carrera, pueden beneficiarse del apoyo profesional para navegar por los desafíos adicionales que el TDAH puede presentar en estas situaciones.

Cuando hay falta de intimidad o conexión: Si el TDAH está afectando negativamente a la intimidad emocional o física de la pareja, un terapeuta especializado puede ofrecer estrategias específicas.

Es importante recordar que buscar ayuda profesional no es un signo de fracaso, sino un paso proactivo hacia la mejora de la relación. Un terapeuta con experiencia en TDAH y dinámicas de pareja puede proporcionar herramientas valiosas, estrategias de comunicación eficaces y un entorno seguro para afrontar los retos.

Con compromiso, comprensión mutua y, cuando es necesario, apoyo profesional, las parejas que se enfrentan al TDAH no sólo pueden superar los retos, sino también construir relaciones fuertes, resistentes y profundamente satisfactorias.

CAPÍTULO 8

Gestión del estrés y las emociones

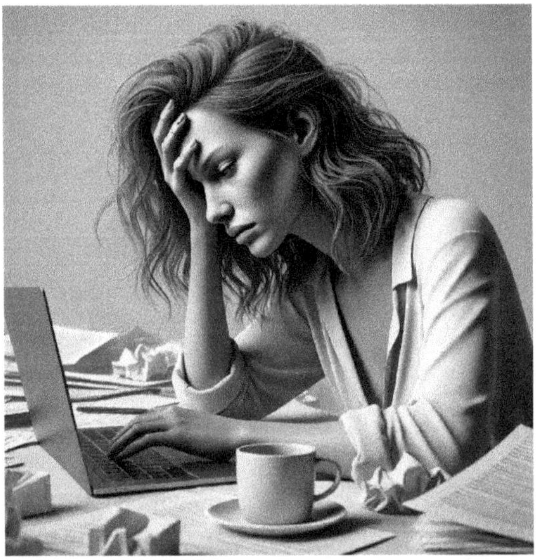

La gestión del estrés y las emociones es un aspecto crucial para los adultos con TDAH, que a menudo experimentan una mayor reactividad emocional y dificultades para regular el estrés. El desarrollo de estrategias eficaces en este ámbito puede mejorar significativamente la calidad de vida y el bienestar general.

8.1 Reconocer los factores desencadenantes del estrés

El primer paso para una gestión eficaz del estrés es aprender a reconocer los desencadenantes personales. Para los adultos con TDAH, estos desencadenantes pueden ser muchos y variados, a menudo relacionados con los retos diarios del trastorno.

Entre los desencadenantes habituales de estrés en adultos con TDAH se encuentran las situaciones de sobrecarga sensorial, los plazos inminentes, los entornos desorganizados, las interacciones sociales complejas o las situaciones que requieren una atención prolongada. Los cambios repentinos de rutina o las expectativas poco realistas también pueden ser fuentes importantes de estrés.

Para identificar los factores desencadenantes, puede ser útil llevar un diario del estrés durante unas semanas. En este diario, se anotan las situaciones que provocan estrés, las reacciones emocionales y físicas asociadas y los pensamientos que acompañan a estas experiencias. Con el tiempo, este ejercicio puede revelar patrones recurrentes, lo que permite anticipar y gestionar mejor las situaciones estresantes.

También es importante prestar atención a los signos físicos del estrés, como tensión muscular, dolores de cabeza, cansancio excesivo o alteraciones del sueño. Estos síntomas pueden ser indicadores precoces de un aumento del estrés y pueden ayudar a intervenir antes de que la situación se vuelva incontrolable.

8.2 Técnicas de gestión del estrés

Una vez identificados los factores desencadenantes del estrés, es esencial desarrollar un conjunto de técnicas para gestionarlo eficazmente. Estas estrategias pueden variar de una persona a otra, y a menudo es necesario experimentar para encontrar las más eficaces.

8.2.1 Mindfulness diario

La práctica de la atención plena, o mindfulness, puede ser especialmente beneficiosa para los adultos con TDAH. La atención plena consiste en prestar atención al momento presente sin juzgarlo, una habilidad que puede contrarrestar la tendencia a la distracción y la inquietud típicas del TDAH.

Incorporar la atención plena a la rutina diaria no requiere necesariamente largas sesiones de meditación. Puedes empezar con ejercicios breves y sencillos, como dedicar unos minutos al día a concentrarte en la respiración, notar las sensaciones corporales durante actividades cotidianas como comer o caminar, o practicar un breve escáner corporal para aumentar la conciencia de las sensaciones físicas.

La práctica regular de la atención plena puede ayudar a reducir la ansiedad, mejorar la concentración y aumentar la capacidad de manejar emociones intensas. Con el tiempo, puede convertirse en una poderosa herramienta para afrontar los retos diarios asociados al TDAH.

8.2.2 Diario emocional

El diario emocional es una técnica que consiste en escribir con regularidad sobre los propios pensamientos, sentimientos y experiencias. Para los adultos con TDAH, esta práctica puede ofrecer una forma estructurada de procesar las emociones y ganar claridad mental.

El proceso de escritura puede ayudar a ralentizar el flujo de pensamientos, permitiendo examinar las situaciones desde diferentes perspectivas. También puede servir para dar salida a emociones intensas, reduciendo el riesgo de reacciones impulsivas.

No hay una forma "correcta" o "incorrecta" de llevar un diario emocional. Algunos prefieren escribir libremente, mientras que a otros les puede resultar útil seguir pautas específicas o utilizar plantillas estructuradas. Lo importante es encontrar un método que se adapte a tus preferencias y que puedas mantener con regularidad.

8.2.3 Técnicas de autocompasión

La autocompasión es especialmente importante para los adultos con TDAH, que a menudo luchan contra sentimientos de inadecuación o culpa relacionados con los síntomas del trastorno. Practicar la autocompasión significa tratarse a uno mismo con la misma amabilidad y comprensión que se ofrecería a un amigo cercano.

Una técnica de autocompasión es la práctica de la autoconversación positiva. Consiste en sustituir el diálogo interno crítico por afirmaciones más amables y alentadoras. Por ejemplo, en lugar de reprenderse por haber olvidado una cita, uno podría decirse a sí mismo: "Todo el mundo comete errores. ¿Qué puedo aprender de esta situación para mejorar en el futuro?".

Otra técnica es la "pausa de autocompasión". Cuando te das cuenta de que eres especialmente crítico contigo mismo, te detienes un momento, reconoces la dificultad de la situación y ofreces palabras de consuelo y aliento.

Practicar la gratitud es otra forma de cultivar la autocompasión. Dedicar un tiempo cada día a reflexionar sobre aquello por lo que se está agradecido puede ayudar a desviar la atención de los defectos percibidos hacia las cosas positivas de la vida.

Incorporar estas técnicas de gestión del estrés y las emociones a la vida diaria requiere práctica y paciencia. Es importante recordar que no existe una solución única y que puede ser necesario experimentar con diferentes estrategias para encontrar las más eficaces. Con tiempo y dedicación, muchos adultos con TDAH descubren que son capaces de manejar el estrés y las emociones de manera más eficaz, mejorando significativamente su calidad de vida en general.

8.3 Regulación emocional

La regulación emocional es una habilidad crucial para los adultos con TDAH, que a menudo experimentan emociones intensas y rápidos cambios de humor. Desarrollar estrategias eficaces para gestionar las propias emociones puede mejorar significativamente la calidad de vida y las relaciones interpersonales.

8.3.1 Identificar y nombrar las emociones

El primer paso hacia una regulación emocional eficaz es la capacidad de identificar y nombrar con precisión las propias emociones. Para muchos adultos con TDAH, esto puede resultar sorprendentemente difícil, ya que las emociones pueden parecer abrumadoras o confusas.

Una técnica útil es la práctica del "chequeo emocional". Consiste en detenerse regularmente a lo largo del día para reflexionar sobre cómo nos sentimos emocionalmente. Se puede empezar simplemente preguntándose: "¿Cómo me siento ahora mismo?" e intentar describir la emoción con una palabra concreta.

Ampliar el vocabulario emocional puede ser muy útil en este proceso. Además de emociones básicas como la felicidad, la tristeza, la ira y el miedo, se pueden explorar matices más sutiles como la frustración, la ansiedad, la satisfacción o la melancolía. A algunos les resulta útil utilizar una "rueda de emociones", una herramienta visual que muestra una amplia gama de emociones y sus matices.

Prestar atención a las sensaciones físicas asociadas a las emociones también puede ayudar a identificarlas. Por ejemplo, la tensión muscular podría estar asociada al estrés, mientras que una sensación de ligereza podría indicar alivio o alegría.

8.3.2 Estrategias de autocontrol

Una vez identificadas las emociones, es importante disponer de estrategias eficaces para calmarse, especialmente cuando se experimentan emociones intensas o estresantes.

La técnica del enraizamiento puede ser especialmente útil. Consiste en centrarse en los propios sentidos para anclarse en el momento presente. Un ejercicio habitual es el "5-4-3-2-1", en el que se identifican 5 cosas que se ven, 4 que se tocan, 3 que se oyen, 2 que se huelen y 1 que se saborea. Este ejercicio puede ayudar a desviar la atención de pensamientos ansiosos o emociones abrumadoras.

La respiración profunda es otra estrategia eficaz. La técnica de la "respiración cuadrada" (inhalar durante 4 segundos, mantener la respiración durante 4, exhalar durante 4 y esperar 4 antes de volver a empezar) puede ser especialmente tranquilizadora y fácil de recordar.

Puede ser útil crear un "kit de consuelo" emocional. Puede incluir objetos físicos, como una manta suave, una pelota antiestrés o fotos que evoquen recuerdos positivos, así como actividades tranquilizadoras, como escuchar una lista de reproducción relajante o dar un pequeño paseo.

8.3.3 Expresión saludable de las emociones

Expresar las emociones de forma saludable es crucial para el bienestar emocional. Para los adultos con TDAH, que pueden tener problemas de impulsividad, encontrar formas adecuadas de expresar las emociones puede ser un reto especial.

Una estrategia eficaz es la práctica del "tiempo de pausa". Cuando uno siente que surge una emoción intensa, se permite un momento de pausa antes de reaccionar. Durante esta pausa, se puede practicar la respiración profunda o utilizar una frase auto calmante como "puedo manejar esta situación".

El uso de frases con "yo" puede ser útil para expresar emociones de forma asertiva pero no agresiva. Por ejemplo, en lugar de decir "Me enfadas cuando llegas tarde", se podría decir "Me frustra que la gente llegue tarde porque me preocupa perder un tiempo precioso".

El arte y la creatividad pueden ofrecer potentes canales de expresión emocional. Actividades como dibujar, escribir, tocar un instrumento o bailar pueden proporcionar una salida saludable para emociones intensas que pueden ser difíciles de expresar verbalmente.

La práctica del "diálogo interior compasivo" puede ayudar a afrontar emociones difíciles como la vergüenza o la autocrítica. Consiste en hablarse a uno mismo con amabilidad y comprensión, como se haría con un amigo íntimo que está pasando por un momento difícil.

Por último, es importante recordar que buscar apoyo profesional, como la terapia cognitivo-conductual o la terapia dialéctico-conductual, puede ser extremadamente beneficioso para desarrollar habilidades de regulación emocional más avanzadas.

La regulación emocional es una habilidad cuyo desarrollo requiere práctica y paciencia. Para los adultos con TDAH, puede ser un desafío particular, pero también una oportunidad para un crecimiento significativo. Con tiempo y dedicación, muchos descubren que son capaces de navegar por su paisaje emocional con mayor facilidad y confianza, lo que conduce a una vida más equilibrada y satisfactoria.

CAPÍTULO 9

El TDAH en el trabajo

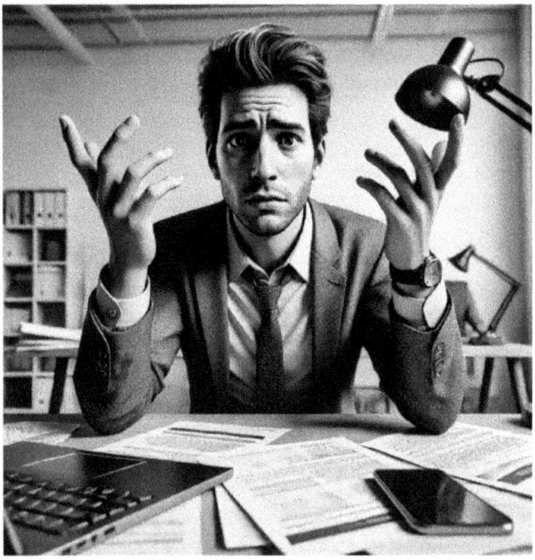

El entorno laboral puede presentar retos únicos para los adultos con TDAH. Sin embargo, con las estrategias y adaptaciones adecuadas, es posible no sólo manejar eficazmente los síntomas del TDAH, sino también sobresalir en el propio papel profesional.

9.1 Adaptar el entorno de trabajo

Adaptar el entorno laboral a las necesidades específicas de cada uno es crucial para el éxito profesional de los adultos con TDAH. Este proceso requiere una combinación de autoconciencia, comunicación eficaz y creatividad a la hora de aplicar soluciones prácticas.

9.1.1 Negociación de ajustes razonables

Negociar adaptaciones razonables en el lugar de trabajo puede suponer una diferencia significativa en la gestión del TDAH. Estos ajustes no son privilegios especiales, sino adaptaciones necesarias para que un empleado pueda desempeñar su trabajo lo mejor posible.

El primer paso es conocer los propios derechos. En muchos países, el TDAH está reconocido como una afección que puede requerir ajustes razonables en el lugar de trabajo. Informarse sobre la legislación local en materia de discapacidad y derechos laborales puede proporcionar una base sólida para las solicitudes.

Antes de iniciar una conversación con el empleador, es útil identificar claramente qué aspectos del trabajo son más difíciles debido al TDAH y qué adaptaciones podrían ser más útiles. Algunos ejemplos de adaptaciones razonables podrían ser:

- Flexibilidad horaria;
- Un entorno de trabajo más silencioso o el uso de auriculares que reduzcan el ruido;
- Pausas más frecuentes;

- Utilización de programas informáticos específicos para la gestión y organización del tiempo;
- Instrucciones escritas para tareas complejas.

Al dirigirse a los superiores o al departamento de recursos humanos, es importante estar preparado y ser profesional. Presentar la solicitud en términos de cómo las adaptaciones pueden mejorar la productividad y la eficiencia laboral puede resultar más convincente que centrarse únicamente en las dificultades personales.

También es importante estar abierto al diálogo y al compromiso. Algunas adaptaciones pueden ser más fáciles de aplicar que otras, y puede ser necesario experimentar con distintas soluciones antes de encontrar las más eficaces.

9.1.2 Organización de la mesa y herramientas de trabajo

La organización del entorno de trabajo inmediato puede tener un impacto significativo en la productividad y la capacidad de concentración. Para los adultos con TDAH, un escritorio y un espacio de trabajo bien organizados pueden reducir las distracciones y mejorar la eficiencia.

Un principio clave es minimizar el desorden. Mantener sobre la mesa sólo las herramientas y documentos necesarios para la tarea en curso puede ayudar a reducir las distracciones visuales. Utilizar organizadores de escritorio, porta documentos y cajoneras puede ayudar a mantener todo ordenado y fácilmente accesible.

El uso de etiquetas y códigos de colores puede resultar especialmente útil. Por ejemplo, puedes utilizar carpetas de distintos colores para proyectos diferentes, o etiquetar claramente los espacios de almacenamiento para que sea más fácil encontrar los materiales.

La disposición de las herramientas de trabajo debe seguir el principio de “un sitio para cada cosa y cada cosa en su sitio”. Establecer una ubicación fija para objetos como bolígrafos, blocs de notas o el cargador del móvil puede reducir el tiempo que se pierde buscándolos.

Cuando se trata de herramientas digitales, organizar el escritorio del ordenador y la estructura de carpetas de forma lógica y coherente puede marcar una gran diferencia. El uso de aplicaciones de gestión de tareas y proyectos puede ayudar a mantener todo bajo control digitalmente.

9.1.3 Gestión de las distracciones en la oficina

El entorno de la oficina puede estar lleno de distracciones para una persona con TDAH. Gestionar eficazmente estas distracciones es crucial para mantener la productividad y la concentración.

Una estrategia eficaz es crear una “burbuja de concentración” personal. El uso de auriculares con cancelación de ruido puede ser muy útil para bloquear el ruido de fondo en la oficina. Aunque no estés escuchando música, el simple hecho de llevar los auriculares puede indicar a tus compañeros que estás concentrado en tu trabajo y no quieres que te interrumpan.

Si es posible, elegir un puesto de trabajo menos expuesto al tráfico de la oficina puede reducir las distracciones visuales. Si no es posible, el uso de separadores de escritorio o plantas puede crear una barrera visual que ayude a mantener la concentración.

Establecer “tiempos de no interrupción” puede ser útil. Informar a los compañeros de que en determinados momentos del día prefieres que no te interrumpan puede ayudar a crear bloques de tiempo ininterrumpido para el trabajo que requiere más concentración.

En cuanto a las distracciones digitales, desactivar las notificaciones no esenciales del ordenador y el teléfono durante los periodos de trabajo concentrado puede suponer una gran diferencia. El uso de aplicaciones que bloquean el acceso a sitios web que distraen durante periodos de tiempo determinados también puede ser muy útil.

Por último, es importante recordar que las pausas breves y regulares son esenciales para mantener la concentración a largo plazo. Planificar pausas estructuradas puede ayudar a resistir la tentación de las distracciones constantes, sabiendo que habrá un momento designado para relajarse y recargar las pilas.

Adaptar el entorno laboral a las necesidades específicas de cada uno requiere tiempo, experimentación y, a menudo, la cooperación de jefes y compañeros. Sin embargo, los esfuerzos invertidos en este proceso pueden conducir a mejoras significativas en la productividad, la satisfacción laboral y el bienestar general de los adultos con TDAH en el lugar de trabajo.

9.2 Estrategias de productividad

Para los adultos con TDAH, desarrollar estrategias de productividad eficaces es esencial para el éxito profesional. Estas estrategias pueden ayudar a superar los retos relacionados con la gestión del tiempo, la organización y la concentración.

9.2.1 Técnicas de priorización

La priorización de tareas suele ser un reto importante para las personas con TDAH. Sin embargo, es una habilidad crucial para gestionar eficazmente la carga de trabajo y alcanzar los objetivos profesionales.

Una técnica eficaz es la matriz de Eisenhower, que clasifica las tareas según su urgencia e importancia. Este método ayuda a distinguir entre lo que es verdaderamente importante y lo que puede delegarse o eliminarse. Las tareas se dividen en cuatro categorías:

- **Urgente e importante**: completar de forma inmediata.
- **Importante pero no urgente**: programar para realizar más adelante.
- **Urgente pero no importante**: asignar a otra persona si es posible.
- **Ni urgente ni importante**: descartar por completo.

Otra estrategia útil es la técnica de "comerse la rana", que sugiere empezar el día con la tarea más desafiante o menos agradable. Este enfoque aprovecha los momentos de mayor energía y concentración, normalmente al principio del día, para abordar las tareas más difíciles.

La técnica del "encajonamiento del tiempo" puede ser especialmente eficaz para las personas con TDAH. Consiste en asignar una cantidad específica de tiempo a cada tarea, lo que ayuda a mantener la concentración y evitar el perfeccionismo excesivo.

9.2.2 Gestión eficaz del correo electrónico

La gestión del correo electrónico puede ser una fuente importante de distracción y sobrecarga para los adultos con TDAH. Implantar un sistema eficaz para gestionar el correo electrónico puede mejorar mucho la productividad.

El método "Bandeja de entrada cero" puede adaptarse eficazmente a las personas con TDAH. Este método consiste en procesar regularmente los correos electrónicos, decidiendo inmediatamente si requieren acción, pueden archivarse, delegarse o eliminarse. El objetivo es mantener la bandeja de entrada lo más vacía posible, reduciendo la sobrecarga visual y mental.

Establecer momentos concretos para consultar y responder el correo electrónico, en lugar de hacerlo continuamente durante el día, puede ayudar a reducir las interrupciones y mejorar la concentración en otras tareas.

Utilizar filtros y carpetas para organizar automáticamente los correos electrónicos entrantes puede simplificar enormemente el proceso de gestión. Crear etiquetas o carpetas para proyectos específicos, clientes o tipos de acciones solicitadas puede facilitar la búsqueda y gestión de información importante.

9.2.3 Utilización de herramientas digitales para la organización

Las herramientas digitales pueden ser poderosas aliadas de los adultos con TDAH en la gestión del trabajo y la organización personal.

Las apps de gestión de tareas, como Trello, Asana o Todoist, pueden ayudarte a hacer un seguimiento de las tareas, establecer plazos y ver los proyectos con claridad. Muchas de estas apps ofrecen funciones como recordatorios, la posibilidad de dividir los proyectos en subtareas y la sincronización entre distintos dispositivos.

Los calendarios digitales, como Google Calendar o Outlook, pueden utilizarse no sólo para controlar las citas, sino también para reservar tiempo para tareas específicas, creando una estructura visual de la jornada laboral.

Las aplicaciones para tomar notas, como Evernote o OneNote, pueden ser útiles para capturar rápidamente ideas, información importante o listas de tareas. La capacidad de estas aplicaciones para organizar las notas en libretas y etiquetas puede ayudar a mantener todo organizado y fácilmente accesible.

Las herramientas de gestión del tiempo, como RescueTime o Toggl, pueden ayudar a controlar el tiempo que se pasa frente al ordenador, proporcionando información valiosa sobre dónde se puede perder el tiempo o sobre las oportunidades de mejora.

Para reducir las distracciones, aplicaciones como Freedom o Forest pueden bloquear el acceso a sitios web o aplicaciones que distraigan durante los periodos de trabajo concentrado.

Es importante recordar que ninguna herramienta o técnica funciona igual para todo el mundo. Experimentar con distintas estrategias y herramientas es esencial para encontrar la combinación que mejor se adapte a tus necesidades específicas. Además, incluso el mejor sistema de organización requiere constancia y práctica para ser eficaz.

Poner en práctica estas estrategias de productividad puede llevar tiempo y paciencia, pero puede conducir a mejoras significativas en la gestión del trabajo y la satisfacción laboral de los adultos con TDAH. Con práctica y perseverancia, muchas personas descubren que no sólo pueden gestionar su carga de trabajo con eficacia, sino también sobresalir en sus carreras.

9.3 Desarrollo profesional con TDAH

Para los adultos con TDAH, la trayectoria profesional puede presentar retos únicos, pero también oportunidades significativas. Reconocer y aprovechar los puntos fuertes de cada uno, elegir carreras adecuadas y comprometerse con la formación continua son pasos clave para construir una carrera satisfactoria y de éxito.

9.3.1 Identificar los propios puntos fuertes

Identificar los puntos fuertes de cada uno es un paso crucial para el éxito profesional. Los adultos con TDAH a menudo poseen cualidades únicas que pueden ser extremadamente ventajosas en contextos laborales. Entre ellas pueden estar la creatividad, el pensamiento innovador, la capacidad para resolver problemas y una gran energía y pasión por los proyectos que les interesan.

Para descubrir los puntos fuertes de cada uno, resulta útil reflexionar sobre experiencias pasadas. Pensar en situaciones en las que uno ha destacado o se ha sentido especialmente motivado puede proporcionar pistas valiosas. Pedir opiniones a colegas, amigos o familiares también puede ayudar a identificar cualidades y habilidades que pueden no ser evidentes a primera vista.

Otro enfoque consiste en utilizar herramientas de evaluación de competencias o test de personalidad, como el Indicador de Tipo Myers-Briggs o "MBTI", o el StrengthsFinder. Estas herramientas pueden ofrecer una imagen más clara de las inclinaciones naturales y los puntos fuertes de cada uno.

Reconocer y valorar los puntos fuertes de cada uno no sólo aumenta la confianza en uno mismo, sino que también puede orientar las decisiones profesionales hacia carreras y funciones que se ajusten mejor a las capacidades de cada uno.

9.3.2 Elegir carreras adecuadas

Elegir una profesión adecuada es crucial para el éxito y la satisfacción laboral de los adultos con TDAH. Algunos entornos laborales pueden ser más favorables que otros, en función de las características individuales y las preferencias personales.

Las carreras que ofrecen variedad y estímulo pueden ser especialmente adecuadas. Las profesiones del ámbito creativo, como el diseño, la escritura, el marketing o las artes visuales, pueden permitirle expresar su creatividad y trabajar en proyectos diferentes. También pueden resultar atractivas las profesiones relacionadas con el espíritu empresarial, ya que ofrecen libertad para gestionar el propio tiempo y las propias actividades.

Las ocupaciones que requieren frecuentes interacciones sociales, como las ventas, la consultoría o la atención al cliente, también pueden ser adecuadas, ya que permiten utilizar las habilidades comunicativas e interpersonales. Sin embargo, es importante tener en cuenta que algunos entornos de trabajo de alta presión o muy estructurados pueden no ser ideales, ya que pueden aumentar el estrés y la frustración.

Además, las carreras que ofrecen oportunidades de aprendizaje continuo y desarrollo profesional pueden ser especialmente gratificantes. La posibilidad de adquirir nuevas competencias y enfrentarse a nuevos retos puede mantener alta la motivación y el interés.

Por último, es crucial que los adultos con TDAH tengan en cuenta sus pasiones e intereses personales a la hora de elegir una profesión. Trabajar en un campo que despierte entusiasmo e interés puede facilitar afrontar los retos diarios y mantener la motivación.

9.3.3 Formación continua

La formación continua es un aspecto esencial del desarrollo profesional de los adultos con TDAH. Invertir en el propio aprendizaje y en la actualización de las habilidades no sólo mejora las oportunidades profesionales, sino que también puede aumentar la confianza en uno mismo y la satisfacción laboral.

Participar en cursos de formación, talleres o seminarios puede proporcionar nuevas habilidades y conocimientos, así como oportunidades para establecer contactos. Muchos adultos con TDAH encuentran especialmente eficaz el aprendizaje práctico e interactivo. Los modos de aprendizaje que implican actividades prácticas, debates en grupo o experiencias directas tienden a mantener la atención y el interés altos.

Las plataformas de aprendizaje en línea ofrecen una excelente oportunidad para la formación continua. Los cursos en plataformas como Coursera, Udemy o LinkedIn Learning te permiten aprender a tu propio ritmo y elegir temas que satisfagan tus necesidades profesionales y personales.

Además, es útil fijar objetivos de aprendizaje claros y mensurables. Estos objetivos pueden estar relacionados con la adquisición de nuevas habilidades, la participación en eventos de creación de redes o la realización de cursos específicos. El seguimiento de los avances hacia estos objetivos puede proporcionar una sensación de logro y motivación.

Por último, solicitar regularmente la opinión de colegas y superiores puede ayudar a identificar áreas de mejora y oportunidades de crecimiento. Estar abierto a sugerencias y críticas constructivas es crucial para la mejora continua y el éxito profesional a largo plazo.

En resumen, el desarrollo profesional de los adultos con TDAH requiere un enfoque proactivo y estratégico. Identificar las fortalezas propias, elegir carreras adecuadas y participar en la educación continua son pasos clave para construir una carrera satisfactoria y exitosa. Con compromiso y determinación, muchos adultos con TDAH no sólo pueden afrontar los retos profesionales, sino también sobresalir en sus funciones y alcanzar sus objetivos.

CAPÍTULO 10

Estilo de vida y bienestar

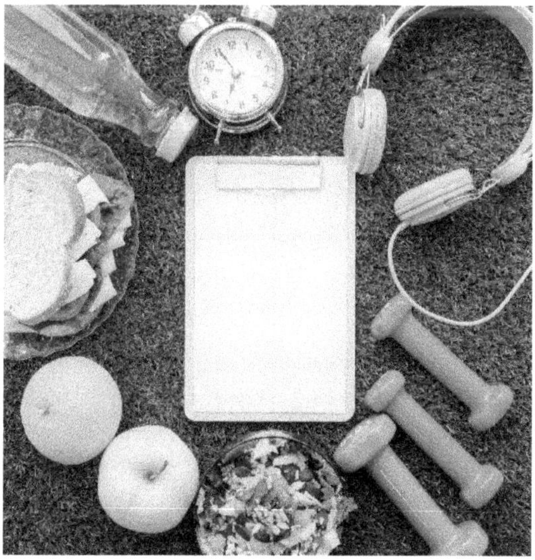

Adoptar un estilo de vida equilibrado es crucial para los adultos con TDAH. Una rutina bien estructurada y unos hábitos positivos pueden ayudar a mejorar la gestión de los síntomas y promover el bienestar general.

10.1 La importancia de una rutina equilibrada

Una rutina equilibrada proporciona una estructura que puede ayudar a reducir la ansiedad y la sobrecarga mental. Para los adultos con TDAH, tener un día predecible puede facilitar la gestión del tiempo y mejorar la concentración. Las rutinas diarias también pueden ayudar a establecer una sensación de normalidad y control, reduciendo la sensación de caos que suele acompañar al TDAH.

Es esencial crear una rutina que incluya tiempo para el trabajo, el descanso, el ejercicio y el ocio. Es importante que la rutina sea flexible, permitiendo adaptaciones cuando sea necesario, pero manteniendo una estructura básica. Este equilibrio entre estructura y flexibilidad puede ayudar a evitar la frustración y mantener alta la motivación.

10.1.1 Crear y mantener hábitos positivos

Establecer hábitos positivos es un paso crucial para mejorar la calidad de vida. Los hábitos pueden construirse gradualmente, empezando por pequeños cambios que puedan integrarse fácilmente en la rutina diaria.

Una estrategia eficaz consiste en empezar con un hábito cada vez. Por ejemplo, se puede decidir dedicar 10 minutos al día a hacer ejercicio o establecer un recordatorio para beber más agua. Una vez que este hábito se haya convertido en parte de la rutina, se puede pasar a otro.

Utilizar herramientas visuales, como gráficos o aplicaciones de seguimiento de hábitos, puede ser útil para mantener la motivación. Ver los progresos a lo largo del tiempo puede proporcionar una sensación de logro y animar a continuar.

También es importante ser amable con uno mismo durante este proceso. Las recaídas son normales y no deben verse como un fracaso. Reconocer los progresos, aunque sean pequeños, y celebrar los éxitos puede ayudar a mantener alta la motivación.

10.1.2 Gestión del sueño

La gestión del sueño es un aspecto crucial para el bienestar de los adultos con TDAH. La calidad del sueño puede influir directamente en los síntomas del TDAH, como la atención, el estado de ánimo y la capacidad para manejar el estrés.

Establecer una rutina de sueño constante es esencial. Acostarse y levantarse todos los días a la misma hora favorece el funcionamiento regular del ritmo circadiano y mejora la calidad del sueño. Además, un entorno confortable para dormir, con una habitación oscura, silenciosa y fresca, puede facilitar un sueño más reparador.

Reducir el uso de dispositivos electrónicos antes de acostarse es otra estrategia clave. La luz azul que emiten los teléfonos inteligentes y los ordenadores puede dificultar la producción de melatonina, la hormona que regula el sueño. Crear una rutina relajante antes de acostarse, como leer un libro o hacer ejercicios de respiración, puede ayudar a preparar idealmente el cuerpo y la mente para un buen descanso nocturno.

En caso de dificultades persistentes para dormir, es aconsejable consultar a un profesional de la salud. Los problemas de sueño, como el insomnio o la apnea del sueño, pueden ser frecuentes entre los adultos con TDAH y requieren una atención específica.

10.1.3 Nutrición y TDAH

La nutrición desempeña un papel importante en el bienestar general y la gestión de los síntomas del TDAH. Una dieta equilibrada y nutritiva puede ayudar a mejorar la atención, el estado de ánimo y la energía.

Es esencial incluir una variedad de alimentos nutritivos, como fruta, verdura, cereales integrales, proteínas magras y grasas saludables. Algunas investigaciones indican que los ácidos grasos omega-3, presentes en pescados como el salmón y la linaza, pueden tener efectos beneficiosos sobre los síntomas del TDAH.

También es crucial limitar el consumo de azúcares refinados y alimentos muy procesados. Estos alimentos pueden provocar picos y bajadas de energía, afectando negativamente a la capacidad de concentración y a la estabilidad emocional.

Mantener una hidratación adecuada también es importante. La deshidratación puede afectar negativamente a la función cognitiva y al estado de ánimo, por lo que es crucial beber lo suficiente durante el día.

Por último, prestar atención a las reacciones del organismo a los alimentos puede ser útil. Algunos adultos con TDAH pueden notar que ciertos alimentos o aditivos alimentarios influyen en sus síntomas. Llevar un diario de alimentos puede ayudar a identificar cualquier correlación entre la dieta y los síntomas.

Al final, adoptar un estilo de vida equilibrado que incluya una rutina bien estructurada, hábitos positivos, una buena gestión del sueño y una alimentación sana puede tener un impacto significativo en la vida de los adultos con TDAH. Con compromiso y concienciación, es posible mejorar la calidad de vida y controlar eficazmente los síntomas, lo que conduce a un mayor bienestar general.

10.2 Aficiones e intereses como herramientas terapéuticas

Cultivar aficiones e intereses puede ser algo más que un pasatiempo para los adultos con TDAH. Estas actividades pueden actuar como verdaderas herramientas terapéuticas, ofreciendo importantes beneficios para el bienestar mental y emocional.

10.2.1 Encontrar actividades gratificantes

Encontrar actividades gratificantes es crucial para las personas con TDAH. La clave está en identificar actividades que estimulen el interés y la pasión, permitiendo canalizar la energía de forma positiva. Estas actividades pueden variar mucho de una persona a otra, y la experimentación es esencial para descubrir lo que funciona mejor.

Algunas personas con TDAH encuentran satisfacción en actividades que requieren concentración y precisión, como el modelado, la fotografía o la programación. Otras prefieren actividades más físicas y dinámicas, como los deportes, el baile o el senderismo. Y otras encuentran gratificación en actividades creativas, como la pintura, la escritura o la música.

Lo importante es que la actividad elegida sea fuente de placer y satisfacción. Esto puede ayudar a mejorar la autoestima, reducir el estrés y proporcionar una sensación de logro. Además, participar en actividades gratificantes puede ayudar a contrarrestar el aburrimiento y la inquietud, a menudo asociados al TDAH.

10.2.2 El arte y la creatividad como válvula de escape

El arte y la creatividad pueden ofrecer un poderoso medio de expresión a los adultos con TDAH. Estas actividades les permiten canalizar emociones intensas, explorar nuevas ideas y experimentar una sensación de fluidez y concentración.

La pintura, la escultura, el dibujo o la fotografía pueden proporcionar una salida creativa para expresar emociones y pensamientos que pueden ser difíciles de comunicar verbalmente. La música, el canto o la composición de canciones pueden ser formas de explorar la propia creatividad y conectar con los demás. Actividades como la cocina o la jardinería también pueden considerarse formas de expresión artística.

El acto creativo en sí puede ser terapéutico, independientemente del resultado final. El proceso de creación puede ayudar a reducir el estrés, mejorar el estado de ánimo y promover una sensación de calma y concentración.

10.2.3 El valor del tiempo libre estructurado

Para los adultos con TDAH, el tiempo de ocio estructurado puede ser más beneficioso que el tiempo de ocio no estructurado. Aunque la relajación es importante, un exceso de tiempo de ocio no planificado puede provocar aburrimiento, inquietud y dificultades para gestionar el tiempo.

Planificar actividades de ocio específicas, como asistir a un curso, unirse a un grupo de lectura o dedicarse a un pasatiempo estructurado, puede proporcionar una sensación de propósito y dirección. Esto puede ayudar a evitar la procrastinación y maximizar el tiempo libre de forma productiva y gratificante.

El ocio estructurado también puede ofrecer oportunidades para socializar y relacionarse con los demás. Participar en grupos o clubes basados en intereses comunes puede ayudar a establecer relaciones significativas y reducir la sensación de aislamiento.

Por último, es importante recordar que el tiempo de ocio estructurado no debe percibirse como una obligación. El objetivo es encontrar actividades que sean agradables y contribuyan al bienestar general. Experimentar con diferentes opciones y adaptar el propio enfoque con el tiempo es clave para encontrar un equilibrio saludable entre estructura y flexibilidad en el tiempo libre. Incorporar aficiones e intereses a la propia vida puede enriquecer significativamente la experiencia de los adultos con TDAH, fomentando la creatividad, la socialización y una mayor sensación de bienestar.

10.3 Crear una red de apoyo

Contar con una sólida red de apoyo es crucial para los adultos con TDAH. Esta red puede proporcionar un sentimiento de pertenencia, ánimo y recursos valiosos para afrontar los retos diarios.

10.3.1 Importancia del apoyo de la familia y los amigos

El apoyo de la familia y los amigos puede marcar una diferencia significativa en la vida de un adulto con TDAH. Estas relaciones pueden ofrecer comprensión, aceptación y un entorno seguro en el que expresar las propias dificultades.

Es importante comunicarse abiertamente con los seres queridos sobre el TDAH y cómo afecta a la vida de cada uno. Explicar los retos a los que uno se enfrenta y cómo los demás pueden ofrecer apoyo puede ayudar a construir relaciones más sólidas y comprensivas.

Los familiares y amigos pueden ofrecer apoyo práctico, por ejemplo, en la organización o la gestión del tiempo. También pueden ofrecer apoyo emocional, escuchando sin juzgar y animando en los momentos difíciles.

Sin embargo, es importante recordar que los familiares y amigos no son profesionales de la salud mental. Aunque su apoyo es valioso, no debe sustituir la orientación de un profesional cualificado.

10.3.2 Grupos de apoyo y comunidades en línea

Los grupos de apoyo y las comunidades en línea pueden ofrecer un nivel adicional de apoyo a los adultos con TDAH. Estos grupos proporcionan un entorno en el que conectar con otras personas que comparten experiencias similares, intercambiar consejos y estrategias, y sentirse menos solos.

Los grupos de apoyo pueden estar dirigidos por profesionales o por compañeros. Ofrecen la oportunidad de aprender de los demás, compartir experiencias y recibir apoyo emocional en un entorno sin prejuicios.

Las comunidades en línea, como foros o grupos en redes sociales, pueden proporcionar acceso inmediato a una amplia red de apoyo. Estas plataformas pueden ser especialmente útiles para las personas que viven en zonas con recursos limitados o que prefieren el anonimato.

10.3.3 Cuándo y cómo pedir ayuda

Saber cuándo y cómo pedir ayuda es una competencia fundamental para los adultos con TDAH. Pedir ayuda no es un signo de debilidad, sino un acto de fortaleza y autoconciencia.

Si los síntomas del TDAH interfieren significativamente en la vida cotidiana, es importante buscar la ayuda de un profesional cualificado. Puede ser un médico generalista, un psiquiatra, un psicólogo o un entrenador especializado en TDAH.

Cuando pidas ayuda, es útil ser específico sobre tus dificultades. Por ejemplo, en lugar de decir "tengo problemas de TDAH", se podría decir "tengo dificultades para gestionar mi tiempo en el trabajo y esto me causa mucho estrés".

También es importante estar abierto a distintas opciones de tratamiento. El mejor enfoque puede variar de una persona a otra y podría incluir terapia, medicación o una combinación de ambas.

Crear una red de apoyo requiere tiempo y compromiso. Sin embargo, los beneficios de contar con personas en las que confiar pueden ser inmensos. Con el apoyo adecuado, los adultos con TDAH pueden afrontar los retos con mayor confianza, resiliencia y un sentimiento de conexión y pertenencia.

Conclusiones

11.1 Resumen de los puntos clave

Este libro se ha embarcado en un viaje exploratorio a través del complejo mundo del TDAH en adultos, ofreciendo una comprensión en profundidad de la afección, sus síntomas y su impacto en la vida cotidiana. Exploramos los retos a los que pueden enfrentarse los adultos con TDAH en diferentes ámbitos, desde el trabajo a las relaciones personales, desde la gestión de las finanzas a la organización de las actividades diarias. Partiendo de la definición del trastorno, desmentimos mitos comunes y subrayamos la importancia de un diagnóstico preciso y un tratamiento adecuado. El autoconocimiento y la autogestión surgieron como elementos cruciales para vivir bien con TDAH, allanando el camino para una serie de estrategias y técnicas prácticas destinadas a mejorar la gestión de los síntomas.

Exploramos en detalle las tres manifestaciones principales del TDAH: inatención, hiperactividad e impulsividad, mostrando cómo estos síntomas se presentan en la edad adulta, a menudo de forma más sutil e interiorizada que en la infancia. La falta de atención, con su dificultad para mantener la concentración, seguir conversaciones y completar tareas, puede afectar significativamente a la productividad y a las relaciones interpersonales. La hiperactividad, que se manifiesta como inquietud interna y dificultad para permanecer quieto, puede dificultar la relajación y el disfrute de los momentos de tranquilidad. La impulsividad, con su tendencia a actuar sin pensar en las consecuencias, puede dar lugar a decisiones precipitadas y comportamientos arriesgados.

Para hacer frente a estos retos, el libro presenta una amplia gama de estrategias prácticas, organizadas en diferentes áreas de interés. Para mejorar la organización y la planificación, exploramos técnicas de gestión del tiempo como el método "Pomodoro" y sistemas de organización personal como GTD o "Getting Things Done". Hicimos hincapié en la importancia de utilizar eficazmente agendas, calendarios y herramientas digitales para gestionar tareas y plazos. Para mejorar la concentración, presentamos ejercicios de atención plena como la observación atenta, la escucha activa y el escaneo corporal, así como actividades específicas como rompecabezas, juegos de lógica y técnicas de lectura concentrada.

Para controlar la hiperactividad y la impulsividad, exploramos distintas técnicas de relajación, como la respiración profunda, la relajación muscular progresiva y la visualización guiada. Hicimos hincapié en la importancia de la actividad física regular, destacando los beneficios de diferentes tipos de ejercicio, desde los deportes de resistencia hasta las artes marciales, desde el yoga hasta el simple movimiento diario. Para controlar los impulsos, presentamos estrategias como la técnica de "parar y pensar", el análisis de consecuencias y la planificación de respuestas.

Se prestó especial atención a las relaciones interpersonales, un área a menudo compleja para los adultos con TDAH. Exploramos la importancia de la comunicación eficaz, la escucha activa, la expresión clara de las necesidades y la gestión constructiva de los conflictos. Ofrecimos consejos para construir y mantener relaciones sanas basadas en la empatía, la comprensión y la capacidad de establecer límites personales. Se dedicó una atención específica a la vida en pareja, analizando los retos comunes y presentando estrategias para una relación armoniosa, haciendo hincapié en la importancia del apoyo mutuo y del asesoramiento profesional cuando sea necesario.

Otro tema central fue la gestión del estrés y las emociones. Exploramos la importancia de reconocer los factores desencadenantes del estrés y de desarrollar técnicas eficaces para gestionarlo, como la atención plena diaria, el diario emocional y las técnicas de autocompasión. Profundizamos en el tema de la regulación emocional, presentando estrategias para identificar y nombrar las emociones, técnicas de auto calma y métodos para expresar las emociones de forma sana y constructiva.

Por último, dedicamos un capítulo al TDAH en el trabajo, analizando los retos y oportunidades que puede presentar este contexto. Exploramos la importancia de adaptar el entorno laboral a las propias necesidades, negociar ajustes razonables y poner en práctica estrategias de productividad como técnicas de priorización y el uso de herramientas organizativas digitales. Destacamos la importancia del desarrollo profesional continuo, la identificación de los puntos fuertes y la elección de carreras que se adapten a las características de cada uno.

A lo largo del libro, hemos insistido en la importancia de crear una sólida red de apoyo, formada por familiares, amigos, grupos de apoyo y profesionales de la salud mental. Hemos subrayado el valor del apoyo mutuo, de compartir experiencias y de buscar ayuda profesional cuando sea necesario. También hemos explorado la importancia de un estilo de vida equilibrado, que incluya una rutina regular, una buena gestión del sueño, una alimentación sana y el cultivo de aficiones e intereses como herramientas terapéuticas.

En conclusión, este libro ofrecía una guía completa y práctica para navegar por las complejidades del TDAH en la edad adulta. Proporcionaba herramientas y estrategias concretas para controlar los síntomas, mejorar la calidad de vida y alcanzar el máximo potencial. El objetivo final era empoderar a los adultos con TDAH, proporcionándoles los recursos que necesitan para afrontar los retos con confianza, resiliencia y optimismo de cara al futuro. El viaje hacia una mejor gestión del TDAH es continuo, y este libro pretende ser un compañero de confianza a lo largo de este camino.

11.2 Mensajes de ánimo y finales

El camino hacia la comprensión y el manejo del TDAH en la edad adulta puede ser difícil, pero es un viaje que merece la pena emprender. Este libro le ha proporcionado una amplia gama de herramientas y estrategias, pero la clave del éxito reside en su determinación, paciencia y autocompasión. Recuerda que el TDAH no es un defecto, sino una afección neurobiológica que puede gestionarse eficazmente. No estás solo en este viaje. Muchos adultos con TDAH viven vidas plenas y significativas, logran sus objetivos y hacen valiosas contribuciones a la sociedad.

El primer paso, y quizá el más importante, es la aceptación. Aceptar el diagnóstico de TDAH no significa rendirse, sino reconocer los propios retos y trabajar activamente para superarlos. El autoconocimiento es crucial. Tómate tu tiempo para conocer tus puntos fuertes y débiles, tus desencadenantes y tus estrategias de afrontamiento más eficaces. No existe un enfoque universal: lo que funciona para una persona puede no funcionar para otra. Experimenta con distintas técnicas y estrategias, adaptándolas a tus necesidades individuales.

Tenga paciencia consigo mismo. El cambio requiere tiempo y compromiso. Habrá momentos de frustración, recaídas y dudas. No se desanime. Celebre los pequeños éxitos a lo largo del camino y recuerde que cada paso adelante, por pequeño que sea, es un paso en la dirección correcta. No tenga miedo de pedir ayuda. Hablar con un profesional de la salud mental puede proporcionarte apoyo, orientación y estrategias personalizadas. Compartir tus experiencias con familiares, amigos o grupos de apoyo puede crear un sentimiento de conexión y pertenencia.

El TDAH puede plantear retos únicos, pero también puede ser una fuente de creatividad, energía y pensamiento innovador. Muchos adultos con TDAH están dotados de una gran intuición, una capacidad para pensar con originalidad y una pasión contagiosa. Aprenda a utilizar estos puntos fuertes en su beneficio, convirtiendo los retos en oportunidades. Céntrate en tus éxitos, grandes o pequeños, y recuerda que tu diagnóstico no define tu valor.

Este libro es sólo un punto de partida. Tu viaje de crecimiento y descubrimiento personal continuará mucho más allá de estas páginas. Sigue aprendiendo, explorando y experimentando. Rodéate de personas que te apoyen y te animen. Por encima de todo, recuerde que usted tiene el poder de vivir una vida plena, significativa y auténtica con el TDAH. Acepta tus retos, celebra tus éxitos y nunca dejes de creer en ti mismo.

11.3 Recursos adicionales de apoyo permanente

El viaje con el TDAH es un aprendizaje continuo, y los recursos a su disposición pueden marcar una gran diferencia en la forma de afrontar los desafíos y celebrar los éxitos. Este libro ha proporcionado una base sólida para comprender y manejar el TDA/H en la edad adulta, pero es importante recordar que no es la única fuente de información y apoyo. Explorar los recursos adicionales que se enumeran a continuación puede ampliar su comprensión, ofrecerle nuevas perspectivas y ayudarle a construir una sólida red de apoyo.

Un punto de partida clave son las asociaciones nacionales de TDAH. Estas organizaciones desempeñan un papel crucial a la hora de proporcionar información actualizada, apoyo práctico y recursos específicos para los adultos con TDAH, sus familias y los profesionales. A menudo ofrecen servicios como líneas telefónicas de ayuda, grupos de apoyo, talleres y conferencias, creando oportunidades para conectar y compartir experiencias. Consultar la página web de la asociación nacional de su país le permitirá acceder a una amplia gama de recursos y conectar con una comunidad de personas que comprenden sus retos.

El mundo digital ofrece abundante información y apoyo a través de sitios web y blogs especializados. Estas plataformas en línea suelen publicar artículos, consejos prácticos, historias personales y recursos descargables, ofreciendo una perspectiva variada sobre el TDAH y sus distintas manifestaciones. Muchos blogs están dirigidos por adultos con TDAH que comparten sus propias experiencias y estrategias de afrontamiento, ofreciendo un sentimiento de identificación y ánimo. Los foros de debate en línea pueden ser un lugar valioso para conectar con otras personas, plantear preguntas e intercambiar consejos. Sin embargo, es importante evaluar cuidadosamente la fiabilidad de las fuentes en línea y consultar siempre a un profesional para obtener asesoramiento médico o terapéutico.

Además de los recursos en línea, las principales editoriales ofrecen una amplia selección de libros y publicaciones dedicados al TDAH en la edad adulta. Estos libros pueden profundizar en aspectos específicos de la afección, ofrecer estrategias de manejo más detalladas y proporcionar una comprensión más completa de las bases neurobiológicas del TDAH. Leer sobre las experiencias de otros adultos con TDAH puede ser una fuente de inspiración y motivación, y ayudarle a sentirse menos solo en su viaje. Explorar las bibliotecas locales o las librerías en línea puede abrirte un mundo de conocimientos y apoyo.

Por último, recuerda que el apoyo individual de un profesional de la salud mental cualificado puede marcar la diferencia. Si tienes problemas con los síntomas del TDAH o crees que necesitas orientación personalizada, no dudes en ponerte en contacto con un psicólogo, psiquiatra o entrenador especializado en TDAH. Un profesional puede evaluar tus necesidades específicas, desarrollar un plan de tratamiento personalizado y proporcionarte herramientas y estrategias específicas para abordar los retos a los que te enfrentas. La terapia puede ofrecerte un entorno seguro y de apoyo en el que explorar tus emociones, desarrollar mecanismos de afrontamiento más eficaces y aumentar la confianza en ti mismo. Recuerde que pedir ayuda es un signo de fortaleza, no de debilidad, y puede ser el primer paso hacia una vida más tranquila y plena.

www.ingramcontent.com/pod-product-compliance
Ingram Content Group UK Ltd.
Pitfield, Milton Keynes, MK11 3LW, UK
UKHW041451011225
9297UKWH00039B/433

9 781803 628226